养生药膳
实用图典

林美珍 ——— 主审

林汉钦
李雪琴
杨雅瑾 ——— 主编

海峡出版发行集团 THE STRAITS PUBLISHING & DISTRIBUTING GROUP｜福建科学技术出版社 FUJIAN SCIENCE & TECHNOLOGY PUBLISHING HOUSE

图书在版编目（CIP）数据

养生药膳实用图典 / 林汉钦，李雪琴，杨雅瑾主编.
—福州：福建科学技术出版社，2024.4（2024.7重印）
ISBN 978-7-5335-7229-7

Ⅰ.①养… Ⅱ.①林… ②李… ③杨… Ⅲ.①食物养
生–药膳–图解 Ⅳ.①R247.1-64②TS972.161-64

中国国家版本馆CIP数据核字（2024）第051307号

出 版 人　郭　武
责任编辑　沈贤娟
装帧设计　刘　丽
责任校对　林锦春

养生药膳实用图典

主　　编　林汉钦　李雪琴　杨雅瑾
出版发行　福建科学技术出版社
社　　址　福州市东水路76号（邮编350001）
网　　址　www.fjstp.com
经　　销　福建新华发行（集团）有限责任公司
印　　刷　福建新华联合印务集团有限公司
开　　本　700毫米×1000毫米　1/16
印　　张　16.5
字　　数　230千字
版　　次　2024年4月第1版
印　　次　2024年7月第2次印刷
书　　号　ISBN 978-7-5335-7229-7
定　　价　68.00元

林汉钦

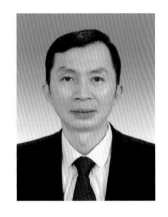

漳州市中医院副主任中药师，政协第十四届漳州市委员会常务委员，民盟漳州市第十二届委员会副主任委员，第三批全国中药特色技术传承人才，福建省第二批基层老中医药专家师承带徒工作指导老师。中华中医药学会中药炮制分会常务委员，中华中医药学会膏方分会委员，福建省中医药学会理事，福建省中医药学会第一届中医膏方分会副主任委员，福建省中医药学会中药炮制分会、药膳分会常务委员，漳州市中医药学会中药炮制分会主任委员，漳州市民间文艺家协会主席，漳州市非物质文化遗产评审专家，第七批福建省非物质文化遗产代表性项目漳州中药炮制特色技术市级代表性传承人等。致力于中药学科临床实践、教学、科研工作30余载。发表科技核心期刊论文30余篇，先后主持或参与省、市级科研项目5项，主编《漳州市中药传统炮制技术》等多部著作，参编专业教材5部，参编《中国民间文学大系·传说·福建卷》等多部，主编《龙溪本草》（内部刊物）。

李雪琴

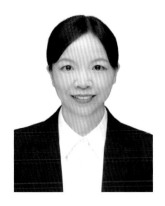

漳州市中医院主任医师，硕士生导师，第五批全国中医临床优秀人才研修项目培养对象，首届漳州市名中医王致道工作室学术继承人。中国医师协会中西医结合医师分会神经病学专家委员会委员，福建省中医药学会脑病分会委员，福建省中西医结合学会睡眠医学分会青年委员会委员，漳州市医学会神经病学专业委员会常务委员，漳州市医学会健康管理学分会委员。从事脑病科临床工作20余年，擅长失眠、头晕、头痛、焦虑、抑郁、中风等神经内科、精神疾病的中西医诊疗。主持和参与省、市级课题多项，以第一作者身份在省级医学杂志上发表专业论文10余篇。

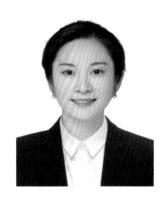

杨雅瑾

中国人民解放军联勤保障部队第九〇九医院药剂科主管中药师，毕业于北京中医药大学。中华中医药学会中药炮制分会青年委员，福建省中医药学会药膳分会委员，首批漳州市名老药工工作室继承人。主要从事中药学、医院药学、药品质量监控、药学科普等工作。参编《医院制剂管理与合理使用》《漳州古城往事》等著作多部，发表核心期刊论文5篇，发表科普文章30余篇。书画、科普作品多次获奖，作品《手绘漳州》《红色印记》《最可爱的人》系列被央视频道、新华网、学习强国报道。

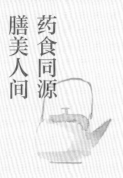

药食同源
膳美人间

药膳文化是中华优秀传统文化的重要组成部分，是中医药学知识与中国烹饪经验相结合的产物。中华五千年文明史，先民积累了丰富的药膳养生经验，"寓药于食"。药膳既将药物作为食物，又将食物赋以药用，药借食力，食助药威，二者相辅相成，相得益彰；药膳既有较高的营养价值，又可防病治病、养生保健、延年益寿。

中国药膳文化底蕴深厚，源远流长，是中华民族历经自然选择、生存竞争、顽强生活、积累经验而形成独具特色的中国餐饮瑰宝，药食同源，药食同用，返璞归真。早在两千年前的汉代就有了药膳应用的记载，《后汉书·列女传》载"母亲调药膳，思情笃密"，将"药"与"膳"联结在一起。《黄帝内经》载："五谷为养，五果为助，五畜为益，五菜为充，气味合而食之，以补精益气。"唐代医药学家孙思邈在《千金要方》一书中设药膳专篇"食治"，提出："凡欲治疗，先以食疗，既食疗不愈，后乃用药尔。"明代李时珍在《本草纲目》中也记载了药食方剂。可见，药食并用的悠远历史以及医药先贤的养生智慧。

在人类回归自然的呼声下，青草药药膳备受青睐，并成为青草药文化的重要内容。闽南青草药膳进一步丰富了闽南文化内涵，推动中华优秀传统文化发展是建设现代文明的文化使命，青草药膳也将越来越突显其魅力。闽南为福建金三角，依山傍海，气候宜人，历史悠久，文化昌盛，饮食以清淡为主，药膳养生成俗。在闽南，民间流传谚语"吃饭皇帝大""吃鱼吃肉，米饭青菜也着甲""一年补透透，不值补霜降"等。这些民谚歌谣均表达了药膳在养生保健中的经验。

近日，福建省卫生健康委员会印发《关于进一步提升全省公民中医药健康文化素养水平的指导意见》，明确指出要促进多样化中医药特色健康文化知识传播体系，推出优秀适宜传播的科普作品，努力推动中医药健康文化由知到行，大力弘扬中医药文化核心价值观。恰逢时宜，《养生药膳实用图典》是一部让百姓看得懂、用得上、把健康饮食融入人间烟火中的科普图册。该书突显闽南饮食风味，食材、药材源自闽南常用药食同源中草药，易于就地取材；尚结合闽南饮食习俗，推广时膳方，觇体质之变，识草本之情，践食药精华；同时，给人间烟火赋能，让三餐四季升华，彩色描绘药膳图谱，集串药膳养生之荟萃。

余谨以此序为贺。

福建省闽南文化研究会会长、福建省政协教科卫体委员会原副主任

林晓峰

2023 年 9 月

读本科的时候，有一件事让我记忆犹新。当时，我读大二，用节省下来的伙食费在学校药膳餐厅招待了一位同乡。这位同乡当时就读的是北京的一所著名学府，学生时代也是意气风发，让我心生敬仰。席间，我用我那一瓶子不满半瓶子晃荡的中药知识，给这位同乡介绍每道药膳的功用，听得同乡赞不绝口，边吃边说，你们的专业太有特色了。同乡的反馈让我吃着满是药香的菜饭，内心是无比自豪。原来中药不仅可以活人治病，还可以美味养人。

《礼记·礼运》云："饮食男女，人之大欲存焉。"吃，是生而为人的最基本需求。中国人有咏物言志的传统，又持有家国之念，对食物的关注往往可以窥见其人生态度的一端。作家汪曾祺先生说："四方食事，不过一碗人间烟火。"不管是高官贵族，还是布衣百姓，回到家里，还不是想要端起一碗热气腾腾的饭菜，再崇高的理想，再激昂的情感，最终不过是回归到生活，踏踏实实过日子。所以，在艰苦的岁月里，汪曾祺窝在农场画土豆，画完一个，就埋在牛粪火里烤了吃掉，在西山拼命种树的间隙，抓半箩筐的蝈蝈，烧了，就着馒头，咬一大口腌萝卜，嚼半个烧蝈蝈，也是人间美味，苦日子也有了香甜。

积厚流广的中华饮食，不仅讲究美感、注重情趣，而且强调四季有别和食医结合。唐代医学家孟诜根据自己几十年的实践经验，搜集兼具食疗作用与营养价值的食物，编撰成我国现存最早的食疗专著《食疗本草》。唐代药王孙思邈不仅在《千金要方》中设有"食治"一卷，还特别强调"夫为医者，当先洞晓病源，知其所犯，以食治之，食疗不瘥，然后命药"。明清时期，更是中医食疗药膳学进入更加完善的阶段，医学巨著《本草纲目》以及《救荒本草》等都为中医食疗提供了丰富的资料。

地处东南沿海的闽南地区，三面环山，一面临海，在这片山海交融的土地上，物产丰饶，在常年与大自然的斗争中，闽南人不断学习实践，充分利用草木药材、山珍海味与时令节气、养生防病相结合，形成了具有地域特点的药膳。可以说，在闽南，万物皆可药膳，如果一碗药膳解决不了问题，那就再来一碗。春季来一碗枸杞叶猪肝汤，补血养肝又明目；炎炎夏日吃上一碗清凉解暑的四果汤，简直就是人间美味；秋季煲一锅虎尾轮炖乌鸡，补虚润燥强身体；冬季有美味的药膳猪蹄汤……还有一年四季皆可的呷茶配话，成就了闽南的人间烟火。

闽南千年古城——漳州就是这样的一座城市，老街情、慢生活、闽南味、民国风、台侨缘，还有回味无穷的药膳香，让寻常百姓的生活可以有滋有味。也正因如此，林汉钦老师团队格外注重对药膳的挖掘、保护和传承，《养生药膳实用图典》的出版既是对闽南药膳的整理和完善，也为中医药的传播、闽南药膳的创造性转化和创新性发展提供基础，特做此序，以表祝贺。

北京中医药大学副教授、硕士生导师、国学院副院长

李菱荻

2023 年 9 月

前言

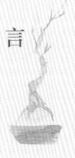

　　药膳学既是中医药学不可分割的组成部分，又是中国饮食文化的重要组成部分，历史悠久，源远流长，是中华民族历经数千年不断探索、积累而逐渐形成的独具特色的一门临床实用学科，也是中华民族祖先遗留下来的宝贵文化遗产。它是以中医的阴阳五行、五脏六腑、中药药性及配伍等理论为指导来配制用膳的一套较为系统的理论体系。

　　药膳发源于我国传统的饮食和中医食疗文化，是在中医学、烹饪学和营养学理论指导下，严格按药膳配方，将中药与某些具有药用价值的食物相配，采用我国独特的饮食烹调技术和现代科学方法制作而成的，具有一定色、香、味、形的美味食品，且具有鲜明的中医药特色，如遵循中药药性的归经理论，强调"酸入肝、苦入心、甘入脾、辛入肺、咸入肾"，提倡辨证用药，因人施膳；其次其还注重中药与饮食相结合，具有食品的一般特点，强调色、香、味、形，变"良药苦口"为"良药可口"；注重营养价值，且可防病治病，保健强身，延年益寿。唐代名医孙思邈曰："安生之本，必资于食，不知食宜者，不足以存生也。""夫为医者，当须先洞病源，知其所犯，以食治之，食疗不愈，然后命药。"这充分体现了古人的智慧。因此，一份好的药膳，应是既对人体具有较高的营养价值和养生防病作用，又能激起人们的食欲，给人以回味无穷的魅力。

福建历史悠久，人杰地灵，传统中医药文脉生生不息，百姓崇尚食疗药膳养生由来已久。据现存北宋名医吴本的木刻简内科药签处方，可发现吴本在北宋时期已经善用并倡导百姓应用药膳食疗。为了更好地发扬祖国医药遗产，根据"系统学习，全面掌握，整理提高"的方针，结合福建当前的实际需要，特组织相关具有青草药辨识、药膳制作与临床经验的中医药专家，对闽南民间常用特色药膳进行系统整理，并配以原创手绘彩图，编成《养生药膳实用图典》一书。

该书分为药膳基础知识、药膳图解上下两篇，上篇系统梳理了药膳的基础理论、分类、特点、应用原则、使用注意事项，以及原材料、制作工艺等；下篇重点收录常见疾病药膳约200例，里面所介绍的烹饪方式基本按照闽南地区习用的制作方式，独具闽南特色。希望该书的出版有利于助力药膳烹饪技术进家庭，普及养生药膳文化，传承弘扬中华优秀传统中医药文化，丰富百姓生活，提升百姓的幸福获得感；同时，也希望借此书抛砖引玉，引领后学进一步开展特色药膳研究工作，研究药膳对疾病的辅助治疗原理，促进中华优秀传统中医药文化实现创造性转化、创新性发展。

由于时间比较短促，本书的材料收集还不够全面，一些地方特色药膳还未能一一列入，挂一漏万，希望读者批评指正。

编者

2023 年 9 月

目 录

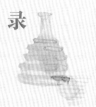

上篇

药膳基础知识

第一章 什么是药膳 2

第一节 药膳学的基础理论 3

一、药性理论 4

二、配伍理论 7

三、治法理论 9

第二节 药膳的分类 12

一、按药膳功效分类 12

二、按药膳形态分类 13

第三节 药膳的特点 15

一、历史悠久，底蕴深厚 15

二、寓药于食，食助药威 16

三、遵循辨证，注重配伍 16

四、调理善后，强身健体 16

五、形式多样，影响广泛 16

第四节 药膳的应用原则 17

一、平衡阴阳 17

二、调理脏腑 18

三、扶正祛邪 18

四、三因制宜 18

五、勿犯禁忌 19

第五节 药膳食疗的注意事项 19

一、注意用药剂量 19

二、注意食用剂量 19

三、注意食用时间 20

四、注意辨体施膳 20

五、注意烹调方式 20

六、注意优选药材 20

第二章 药膳的原材料 21

第一节 药膳的食材 22

一、五谷 22

二、五菜 24

三、五果 26

四、五畜 28

五、调味品 31

第二节 药膳常用的草药 32

一、三七 32

二、土茯苓 34

三、大枣 36

四、山药 38

五、山楂 39

六、马齿苋 41

七、木瓜 42

八、五指毛桃 44

九、车前草 45

十、牛大力 47

十一、公石松 48

十二、巴戟天 50

十三、艾叶 51

十四、石仙桃 ………………………………………53

十五、龙眼肉 ………………………………………54

十六、生姜 …………………………………………56

十七、白凤菜 ………………………………………57

十八、白茅根 ………………………………………59

十九、百合 …………………………………………60

二十、肉桂 …………………………………………62

二十一、观音串 ……………………………………63

二十二、余甘子 ……………………………………65

二十三、灵芝 ………………………………………66

二十四、陈皮 ………………………………………68

二十五、青梅 ………………………………………70

二十六、虎尾轮 ……………………………………71

二十七、金线莲 ……………………………………73

二十八、金钱草 ……………………………………74

二十九、鱼腥草 ……………………………………76

三十、枸杞子 ………………………………………77

三十一、砂仁 ………………………………………79

三十二、莲子 ………………………………………81

三十三、党参 ………………………………………83

三十四、铁皮石斛 …………………………………85

三十五、桑叶 ………………………………………86

　　　附：桑椹 ……………………………………88

三十六、球兰 ………………………………………89

三十七、黄花菜 ……………………………………91

三十八、黄芪 ………………………………………92

三十九、银耳 ………………………………………94

四十、橄榄 …………………………………………96

第三章　药膳的制作 ………………………………98

第一节　药膳原料的炮制加工 ……………………99

一、炮制目的 ………………………………………99

二、炮制方法 99

三、药液制备法 101

第二节 药膳的制作工艺 101

一、药膳制作特点 101

二、药膳制作要求 102

三、药膳制作方法 104

下篇

药膳图解

第四章 内科疾病药膳 108

第一节 感冒 109

姜糖茶 109

菊花芦根茶 109

薄菊粥 109

薏米扁豆粥 110

藿香代茶饮 111

参苓粥 111

第二节 咳嗽 111

蜂蜜萝卜 112

苏叶杏仁粥 112

菊杏代茶饮 112

橘红粥 112

复方川贝梨羹 113

球兰鱼腥草茶 114

百玉二冬粥 114

川贝石斛煲甲鱼 115

五汁饮 116

百合杏贝炒芥菜 117

第三节　哮病 118

　　姜枣粥 118

　　川贝陈皮粥 118

　　补气乳鸽汤 119

　　加味补虚正气粥 119

　　人参核桃鸡汤 119

　　虫草参鸽汤 120

第四节　肺胀 121

　　海蜇马蹄汤（雪羹汤）......121

　　杏仁薏苡鸡蛋汤 122

　　石斛贝母羹 123

　　四白饮 123

　　黄芪三七鸡汤 123

　　百合白果牛肉汤 124

　　人参蛤蚧粥 125

第五节　心悸 125

　　北芪大枣粥 125

　　鳖肉枸杞汤 126

　　归芪乌鸡汤 127

　　参茸炖鸡肉 127

第六节　胸痹 127

　　薤白姜桂粥 128

　　三七炖猪心汤 128

　　元胡山楂酒 129

　　人参三七炖鸡 129

　　黄精玉竹牛肉汤 130

　　参附龙眼粥 131

第七节　心衰 131

　　参芪炖乌鸡汤 131

　　苓桂术甘粥 132

　　生脉银耳羹 133

桃红丹参乌鸡汤 134

第八节 不寐 134

公石松瘦肉汤 134

竹茹芦根百合粳米粥 135

龙眼肉乌枣汤 136

熟地老鸭汤 136

猪心枣仁汤 136

第九节 头痛 137

豆腐葱豉生姜汤 137

桑菊豆豉粳米粥 138

川芎荷叶粥 138

天麻石决明番鸭汤 138

枸杞叶芹菜鱼片汤 139

四物炖母鸡 140

人参莲肉汤 141

四君蒸母鸡 141

陈夏山药粳米粥 141

人参核桃粳米粥 142

甲鱼滋肾汤 142

三七川芎莲藕汤 142

桃仁粥 143

第十节 眩晕 144

天麻煮鹅蛋 144

决明子粥 144

鲍鱼炖竹荪 145

天麻茯苓炖豆腐 146

天麻川芎鱼头汤 146

当归参芪羊肉羹 147

菠菜皮蛋粥 148

金线莲甲鱼汤 149

黄精猪腰汤 149

第十一节　面瘫 …………………………………………………… 150
　　川芎白芷炖鱼头 ……………………………………………… 150
　　薄荷糖 …………………………………………………………… 151
第十二节　胃痛 …………………………………………………… 151
　　沙参玉竹鸽子汤 ……………………………………………… 151
　　白胡椒猪肚汤 ………………………………………………… 152
第十三节　痞满 …………………………………………………… 153
　　健脾糯米糕 …………………………………………………… 153
　　焦三仙粥 ……………………………………………………… 154
第十四节　泄泻 …………………………………………………… 155
　　莲子粳米糕 …………………………………………………… 155
　　薏苡芪术粥 …………………………………………………… 156
　　羊肉汤 ………………………………………………………… 156
第十五节　便秘 …………………………………………………… 157
　　桑地甜蜜粥 …………………………………………………… 157
　　升蓉炖猪大肠 ………………………………………………… 158
　　香仁粥 ………………………………………………………… 159
第十六节　胃癌 …………………………………………………… 160
　　木棉牡蛎汤 …………………………………………………… 160
第十七节　胁痛 …………………………………………………… 161
　　胡椒砂仁肚 …………………………………………………… 161
　　玫瑰荞麦糕 …………………………………………………… 162
　　金钱竹叶粥 …………………………………………………… 162
　　桑椹大枣粥 …………………………………………………… 163
第十八节　臌胀 …………………………………………………… 163
　　怀山赤小豆鲫鱼汤 …………………………………………… 163
第十九节　水肿 …………………………………………………… 164
　　芫荽鲫鱼豆腐汤 ……………………………………………… 165
　　凉拌鱼腥草 …………………………………………………… 165
　　冬瓜鲤鱼汤 …………………………………………………… 166

地胆草炒鸭蛋 ·························167

芪苓赤小豆瘦肉粥 ···············167

红参鹿茸鸡汤 ·····················167

益母草鲫鱼汤 ·····················168

第二十节　淋证 ·····················168

车前草白茅根猪小肚汤 ·······168

白茅根莲藕老鸭汤 ···············169

三金瘦肉汤 ·························170

大麦茶 ·······························170

芹菜薏仁粥 ·························171

四神粥 ·······························171

第二十一节　消渴 ·················171

二瓜汤 ·······························172

瘦肉炒笋丝 ·························172

生津滋胃饮 ·························173

粳米石膏粥 ·························173

黄芪山药麦冬粥 ···················173

莲子煮老鸭 ·························173

复方桑椹膏 ·························174

海参粥 ·······························175

红烧鳝鱼 ·····························176

第二十二节　肥胖 ·················177

降脂减肥茶 ·························177

第二十三节　痹证 ·················178

防己桑枝煨母鸡 ···················178

百合薏苡汤 ·························179

芝麻桂膝糊 ·························180

附子乌鸡汤 ·························180

牛膝炖鹌鹑 ·························181

第五章　外科疾病药膳 …………………………………………… 182

第一节　痈疖 …………………………………………………… 183

绿豆西瓜翠衣汁 ………………………………………………… 183

黄芪大枣粥 ……………………………………………………… 183

绿豆薏苡仁粥 …………………………………………………… 183

第二节　蛇串疮 ………………………………………………… 184

银花紫草茶 ……………………………………………………… 184

莲子赤小豆茯苓羹 ……………………………………………… 184

第三节　石淋 …………………………………………………… 185

金钱玉米须茶 …………………………………………………… 185

二金消石散 ……………………………………………………… 186

核桃糖醮 ………………………………………………………… 186

第四节　精浊 …………………………………………………… 186

马齿苋车前草茶 ………………………………………………… 187

桃仁煲墨鱼 ……………………………………………………… 187

芡实煲老鸭 ……………………………………………………… 187

巴戟炖猪大肠 …………………………………………………… 187

鲤鱼黄芪冬瓜汤 ………………………………………………… 188

第五节　骨折 …………………………………………………… 189

三七当归鸽 ……………………………………………………… 189

猪骨接骨汤 ……………………………………………………… 190

枸杞龙眼汤 ……………………………………………………… 190

第六节　骨痿 …………………………………………………… 190

鹌鹑枸杞汤 ……………………………………………………… 191

二仙烧羊肉 ……………………………………………………… 191

补肾核桃粥 ……………………………………………………… 191

三花参麦茶 ……………………………………………………… 192

第七节　项痹 …………………………………………………… 192

葛根五加粥 ……………………………………………………… 192

山丹桃仁粥 193

薏苡赤豆汤 193

壮骨汤 193

参芪龙眼粥 194

第八节　腰痹 195

黑豆猪腰汤 195

沙葛猪骨汤 195

活血三七鸡 196

骨碎补炖猪蹄 196

杜仲炖猪腰 197

第六章　妇科疾病药膳 198

第一节　月经病 199

赤小豆茯苓阿胶羹 199

黑杜仲墨鱼汤 199

四物龙眼龙骨汤 200

地骨皮炒虾仁 201

灵芝卤猪心 202

番石榴龙眼粥 202

第二节　妊娠及产后病 203

青梅瘦肉鲫鱼汤 203

青梅陈皮饮 204

砂仁鲫鱼汤 204

鸡子阿胶羹 204

柚皮生姜粥 205

猪心枣仁粥 206

核桃鳗鱼煲 206

第三节　带下病及妇科杂病 207

土茯苓薏苡仁老鸭汤 207

败酱草瘦肉汤 208

党参枸杞猪蹄煲 208

扁豆花粥 209

黄芪鸡肉粥 209

小麦灵芝粥 209

乌鸡南瓜盅 210

第七章　儿科疾病药膳 212

第一节　小儿感冒 213

葱豉芫荽粥 213

银花薄荷粥 213

藿荷冬瓜汤 214

第二节　小儿咳嗽 215

紫苏陈皮红糖粥 215

西番莲桑叶枇杷汤 216

鱼腥草杏桔粥 216

山药杏仁粥 216

石斛麦冬瘦肉汤 217

第三节　乳蛾 217

野菊花薄荷茅根饮 217

十大功劳五指毛桃汤 218

第四节　小儿泄泻 218

山药芡实莲子粥 218

山楂麦芽萝卜粥 219

第五节　小儿厌食 219

金锁匙猪胰汤 219

四神鸭胗汤 220

滋阴养胃粥 220

第六节　尿频 221

茅根车前草粥 221

益智仁山药小肠粥 221

第七节　小儿遗尿 222

土人参金樱子炖猪小肚 223

第八章　养生保健类药膳 224

　　减脂茶 225

　　菟丝子粥 226

　　番木瓜花生鸡脚汤 226

　　山楂核桃饮 227

　　决明子炒鸡肝 227

　　保元汤 228

　　龙眼肉大枣银耳羹 228

参考文献 229

索引 233

后记 236

上篇

药膳基础知识

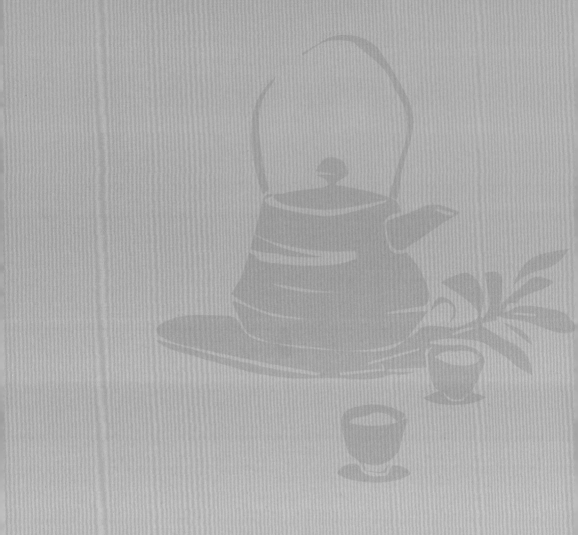

第一章

什么是药膳

第一节

药膳学的基础理论

中医药膳学是中医学的一个分支学科，它的理论体系完全根植于中医学理论。中医学是研究人本身的状态以及人在自然环境中生存的状态，当这些状态出现异常变化时，即为中医学所称的"病证"。中医学采取相应的药物、食物和不同的手段给予调理，使其恢复正常，也就是人体阴阳恢复平衡的过程。药膳在恢复阴阳平衡时，是运用药物与食物两者的协同作用。因此，药膳学的理论体系，是中医学理论在"药膳"这一特定方法中的发展和延伸，主要是以五脏为中心的整体观、辨证论治、阴阳五行理论为指导的中医药膳基础理论。

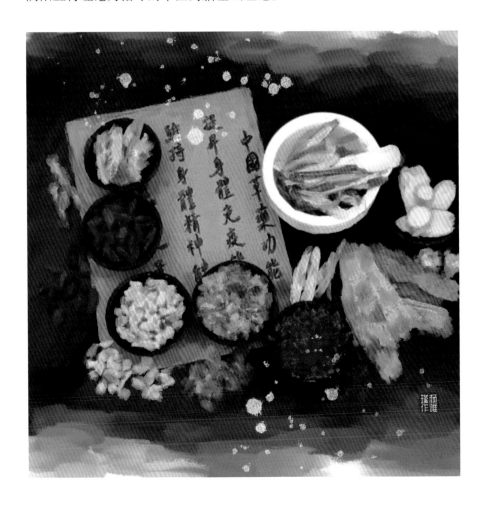

以五脏为中心的整体观念是中医学理论最突出的特点。整体观念始终贯穿于中医学的生理、病理、诊断、治疗及养生的各个环节中。药膳学在这一观念的基础上，认识到药物与膳食结合既可以影响整个身体的病理变化，又可协调机体与自然环境的关系，并以这种观念来认识病证，辨证施膳，这就形成了药膳学的基础理论。

辨证论治原则是中医学另一重要特色，它是认识和治疗疾病的基本原则，是中医理论在临床实践中的具体运用。辨证是论治的根据和前提，论治是治疗疾病的手段和方法。辨证论治的过程，就是认识和消除疾病的过程。它是中医理法方药有机结合的具体运用。辨证论治原则不仅是药治理论，同时也是药膳运用的原则。

阴阳学说和五行学说原本是两个哲学概念，古人用阴阳学说来说明自然界万事万物的基本属性和产生变化的原因。它概括了自然事物和现象的两大属性，如水火、升降、太阴太阳、寒热、左右等均分别具有或阴或阳的特性。而运动和变化正是由于一对矛盾事物的对立斗争所引起，如"寒者热之，热者寒之"，是针对阴阳偏盛的治法原则。"阴盛生寒"，寒为阴证，"阴病治阳"，故"寒者热之"，用阳药助阳以治阴病寒证。在药膳运用中也普遍遵循着这一原则。如热盛于内，用石膏粳米汤、生地黄粥、五汁饮等寒凉药膳以清解；寒盛于内者，用生姜粥、姜附烧狗肉等温热药膳以温中。

一　药性理论

在中华优秀传统文化中，药物与食物一直具有密切的关系，"药食同源"的说法反映了传统中医学与药膳学的密切程度。远古时期，人类在为生存而搏斗时，首先需要的是食物；而当生存问题得到基本满足时，健康生存则成为人类的目标。医药学的起源与发展正是源于人类的这种需求。可以说，医药是从食物中分化出来的学问，这从《黄帝内经》中大量谈及食物治疗与养生的记载即可看出。后来由于药物学理论不断发展，故而食疗药膳的食材理论基本从药物学理论衍生而来。此外，因为作为食物的各种原料绝大多数以药物的"身份"出现在历代本草著作中，所以中药学理论实际上也同样是药膳学理论。

1. 四性

四性，或称四气，指药食具有寒、热、温、凉的四种不同特性。实际上分两大类，即寒凉和温热，寒与凉，或温与热，都属同一性质，只是在程度上不同而已。"热者寒之，温者清之"，寒凉类药食是针对温热性病证或体质而言，这一大类的主要作用是清热。由于阴虚、火邪、毒邪在很多情况下都由热邪所致，因而这一类药食又具有滋阴、泻火、解毒等作用。"寒者热之，凉者温之"，指寒凉性的病证或体质，需用温热性药食来调治。因而温热性的药物或食物就具温散寒邪、温中祛寒、温经通络、温阳化气、活血化瘀、温化痰饮水湿等作用。无论或气或血，均受寒热影响，"得热则行，因寒则凝"，因而温热特性具有促进"行"的作用。另外，在特性上寒热均不明显且介于两类之间者，称之为平性。养生、补养多用平性药食，尤其于药膳中得到广泛使用。

2. 五味

五味，指酸、苦、甘、辛、咸五种气味。气味不明显者为淡味，所以，有时称六味，《黄帝内经》中分别叙述了它们的功能特性。《素问·至真要大论》谓："辛甘发散为阳，酸苦涌泄为阴，咸味涌泄为阴，淡味渗泄为阳。六者或收或散，或缓或急，或燥或润，或软或坚。"

无论食物还是药物，均有五味特性。一是具有阴阳属性，辛、甘、淡属阳，酸、苦、咸属阴。这种特性在运用阳病治阴、阴病治阳的原则时，具有选择药食的指导作用。二是五味具有效能特点，辛、甘有发散作用，淡味有渗泄作用，酸、苦、咸具涌泄作用。辛味药食具有发散、行气、行血、健胃等作用，用于表证、气滞、血瘀等，如生姜、薄荷。甘味药食具有滋养、补脾、缓急止痛、润燥等作用，用于机体虚弱或虚证，如山药、大枣。酸味药食具有收敛、固涩、止泻等作用，用于虚汗、久泻、遗精、咳嗽，如乌梅、五味子。苦味药食具有清热、泄降、燥湿、健胃等作用，用于常体偏热或热邪为患的病证，如苦瓜。咸味药食具有软坚、润燥、补肾、养血、滋阴等作用，用于大便燥结、瘰疬、痰核、痞块，如海蜇、海带、昆布等。

3. 升降浮沉

升、降、浮、沉是指药食的四种作用趋势。正常情况下，人体的阴阳气血、脏腑功能均存在升浮沉降的不同运动方式；在病理状态下，疾病的反应也表现为不同的升降浮沉病理变化。如呕吐、头昏头痛，是病邪上逆，而泄泻、脱肛等则属于正气或病邪沉降下陷。药食的升降浮沉，则是指药效在机体内的不同功效趋向。

药食的升降浮沉，升是药效的上行，浮指药效的发散，降是药效的降下，沉指药效的内行泻下。凡升浮的药食，具有升阳、发表、祛风、散寒、开窍、涌吐、引药上行的作用，常用于阳虚气陷，邪郁肌表，正气不能宣发；风寒之邪郁阻经脉，气血不通；痰浊瘀血上逆，蒙闭心神；邪停胸膈胃脘，当上越而不能上越，或者病本在上焦者，均需性升的药物升发阳气，发散邪气，使药力上行以扶正和祛邪。凡沉降的药食，多主下行向内，有清热、泻下、利水渗湿、潜阳镇逆、止咳平喘、消积导滞、安神镇惊、引药下行等作用，常用于病势上逆、不能下降的各种病证，如邪热内盛的热证，胃肠热结的腑实证，水湿蓄积的肿满证，肝阳上亢、肺气上逆、胃肠气逆、积滞不化等证，均需沉降类药食以清化驱下。药食升降浮沉，不仅与药食的四气五味及原料本身的质地轻重等有关，还与药食的加工炮制有关。如酒炒则升，醋炒则敛，盐浸或炒则下行，姜汁炒则发散。

4. 归经

归经，指药物或食物的作用趋向于某一脏腑功能系统，对这一功能系统有较特殊或选择性的作用。如寒性药食均有清热作用，但黄芩偏于清肺热，黄连偏于清心热，栀子偏于泻三焦之火。对各种药食的不同功用以及其不同功用间的差异，必须使之系统化、条理化，使之在使用上具有一定的规律。据此，中医学用"归经"的概念予以总结概括药食的选择性作用。药食的归经理论确立甚早，早在《黄帝内经》中即有记载，如指出酸味药食入肝经，苦味药食入心经，甘味药食入脾经等。这也是归经理论形成的基础之一——五味五行学说：以五行理论为依据，按五行五脏五味的关联，确定药食的归经。除五行五脏五味相关外，还存在五色、五臭入五脏的系统，即白色药食入肺经，青色药食入肝经，黑色药食入肾经。如黑芝麻、黑豆入肾经，具有补肾作用。五臭系统，则是焦味药食入心经，腥味药食入肺经，香味药食入脾经等，如鱼腥草味腥入肺经。

归经理论揭示选用药食的一般原则，对指导药膳的配方具有重要意义。但病证复杂而多变，一个病证往往与多个脏腑相互关联，某一脏腑病证的发展转归，必受到其他脏腑的影响。因此，针对某一脏腑病证选用药食，不能仅选用归该经者，还必须根据脏腑的相关性来选择。

5. 毒性

毒性是指药膳原料对人体的损伤、危害作用，是选择药膳原料和配伍膳方必须极为重视的方面。"毒药"在古代是一个笼统的概念，在一定程度上是指药物的作用。直到《神农本草经》，才对药物区分有毒无毒，这里的"毒"已经是"损害"的概念了。

"毒性"具有双重性。一方面对人体可能产生损伤，这应尽量予以避免。另一方面，则是借助这种"毒性"治疗疾病，运用得当，常可收效甚佳。如蜂毒虽会造成损伤，但对缓解关节、肌肉疼痛效果却很好。因此，应用具有毒性的原料时，应掌握以下基本原则：一是应充分认识与掌握原料的毒性毒理，不能乱用；二是应熟悉致毒剂量，如白果小量时可定喘止带，过量则可能引起中毒；三是掌握减毒方法，如半夏用生姜制，附片通过久炖久煮，均可减轻其毒性作用。

一般来说，药膳毕竟是膳食，所选原料应尽量规避毒性较强的原料，以避免用膳者的畏怯心理，增强其对药膳的良好印象，并通过较长时间的服食而达到调理的目的。

 配伍理论

药膳的配伍，是指运用中医基础理论和药膳学理论，在清楚认识机体状态的前提下，将两种以上的药膳原料按一定原则配合运用，以达到增强效能的目的。

1. 药膳配伍原则

在辨证的前提下，各种药膳原料经恰当的配伍组合，能够起到相互

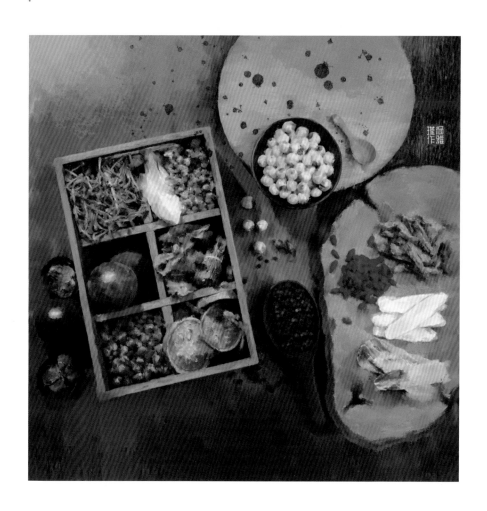

协同、增强疗效、限制偏性等作用，使药膳发挥更好的功效。不同的药膳原料其性味功能不同。配伍即是遵循一定的原则，将不同原料进行有机组合，以达到施膳的作用，而非各种原料的堆集、杂合。《素问·至真要大论》谓："主病之谓君，佐君之谓臣，应臣之谓使。"这就是中医组方配伍的"君、臣、佐、使"配伍原则，也同样是药膳配伍原则。

2. 药膳配伍的选料方法

药膳作为膳食，其配伍具体方法涉及两个方面，一是药物的选用，二是传统食物的选用。作为主食或点心的选料，大米、小麦类均具备健脾和胃的基本功能，是用膳者适宜的食物。菜肴中肉、禽、蛋等原料，在中医学中已被作为"血肉有情之品"而用于调补方中。由于这些传统的主菜品种多，性味功能各异，需要根据其性味选用，如偏阴虚者多用甲鱼、猪肉、海产类，偏阳虚者用狗肉、羊肉类。蔬菜类作为药膳原料，则需考虑其性味差别。药物原料的选用必须遵循药物方剂的组成变化规律具体运用。

3. 药膳配伍禁忌

（1）未经辨证，不宜混施。药膳毕竟是一种疗效性的膳食，应在辨证指导下运用，不可混同寻常餐食随意长期进食。如附片炖狗肉为补阳药膳，适用于肾阳不足、四肢欠温的体质，若心烦失眠、目赤眼胀、虚热盗汗等具有阴虚特点的人群则不宜进食。

（2）相恶相反，应予避免。相恶、相反是药物配伍中的"七情"内容。一种药物降低另一种药物功效的称"相恶"，两种药物同用能产生或增强毒性或副作用为"相反"。由于每种药膳所用药物本就不多，常为2~3味，故必须十分强调药物所具备的主要功效，不能允许相恶、相反的原料配伍，从而导致药膳功能丧失。因此，中药的"十八反""十九畏"应当列为药膳的禁忌。

（3）身体状态特殊时要注意药食宜忌。不同的体质应用不同的药膳，这属于辨证范围，如阴虚内热者不宜温阳助火。但某些特殊的身体状态，如女性的经期、孕期，属于正常的生理变化，但又与平常的体质状态不同，此时，中药应用中的"妊娠禁忌"同样应列为药膳禁忌。

三　治法理论

药膳治法是针对不同体质状态的人所确定的具体施膳方法，源于中医治法，仅在选料方面不尽相同，其基本目标均是防病治病、增强体质。药膳常用治法有汗、下、温、消、补、理气、理血、祛湿等法。

1. 汗法

凡具有疏散外邪、解除表证、宣发里邪的一类药膳，称汗法药膳。当外感邪气出现表证时，用汗法可以疏解表邪，治疗外感表证。表证有感受风寒风热的不同，因此，解表药膳又分为散寒解表（辛温解表）和疏风清热（辛凉解表）两类。辛温解表类药膳如生姜粥、发汗豉粥等，辛凉解表类药膳如银花茶、桑菊薄竹饮等。

若热毒在里，欲透发外出而解，也需汗法治疗。如麻疹疹毒将出未出，或出而不透时，助疹毒外透常用芫荽之类，如芫荽发疹饮。

2. 下法

凡通过荡涤肠胃、泻下大便或瘀积，使停留于胃肠的宿食、燥粪、实热、冷积、瘀血、痰结、水饮等能从下而去的方法，称为下法。由于积滞的不同，下法也有区别。因津液不足、肠道枯涸所致的便秘，需用润下法，可用苏子麻仁粥以滋阴润燥；热结胃肠、便结不下，需用峻下法，可用芒硝莱菔汤以泻下热结等。

3. 温法

凡具有温阳祛寒作用，针对里寒证的治法，称为温法。由于寒邪所在部位不同，温法也各异。寒束经脉者宜温经散寒，寒滞肝脉者宜温肝降逆，脾胃虚寒者宜温中散寒，肾阳衰惫者宜温肾助阳等。寒证常与虚证并见，故祛寒常多兼温补。

4. 消法

凡通过消导散结作用，以祛除水、血、痰、食等有形之邪所致积滞结聚，使之渐消缓散的方法，称为消法。有形之邪种类较多，消的范围也较广，如祛痰、祛湿、驱虫、活血消瘀、消食导滞、消坚散结等均具有"消"的含义，但消法主要指消食导滞、消癥瘕积聚，多用于饮食积滞、痞块类病证。药膳方如白术猪肚粥、三七蒸鸡等。

5. 补法

凡具有增强体质、改善机体虚弱状态、治疗虚弱性病证的方法，均称补法。人体气血阴阳、五脏六腑，均有出现"虚"的可能，因此，凡虚证皆宜补，但主要为补气血调阴阳，因此有了补阴药膳、补阳药膳、补气药膳、补血药膳与气血双补药膳。如凡阴液亏耗的阴虚证，见口燥咽干、虚烦不眠、便燥溲赤、骨蒸盗汗、五心烦热、脉象细数等，均可施用具有滋补阴液作用的补阴药膳，如地黄甜鸡、清蒸人参元鱼等；如各种原因引起的阳虚证，见畏寒怕冷、腰膝酸软、小便清长或频数、阳痿早泄、脉象细弱等，均可施用具有温补阳气作用的补阳药膳，如姜附烧狗肉、双鞭壮阳汤等。

6. 理气法

凡具有调理气机、疏畅气血、促进气血运行作用的一类药膳，称为理气药膳。多用于气机阻滞、气机逆乱所引起的状态。气源出中焦，为肺所主、脾所统、肝所调，三焦为气机升降出入运行通道，是生命活动的内在体现，于健康至为重要。如朱丹溪谓："气血冲和，百病不生，一有拂郁，诸病生焉。"气机"拂郁"，可表现为气郁、气滞、气逆、气陷、气乱、气虚等气机失常。气虚、气陷应当补气，理气主要是调理气郁、气滞、气逆、气乱的失常状态，以行气、降气两法为主。

7. 理血法

凡血液运行失常或血量丧失较多者，需用调理血液为主的一类药膳，此类药膳称理血药膳。血为后天水谷所化，主于心，藏于肝，统于脾，宣于肺，是五脏六腑生理活动的能量来源。血液运行失常主要表现为郁滞致瘀，或溢于脉外而出血、瘀肿。血量不足时则表现为血虚等，归于补血类。故理血主要为活血化瘀与止血。

凡以消除或攻逐停滞于体内的瘀血为主要作用，能畅流血液、消散瘀滞之药膳，称活血化瘀药膳，如红花当归酒、三七蒸鸡等。凡用于制止体内或体外各种出血，防止血液进一步损失的一类药膳，称为止血药膳，如血余藕片饮、槐叶茶、白茅根饮等。

8. 祛湿法

凡具有化除湿邪、蠲除水饮、通淋泄浊等作用的一类药膳，称为祛湿药膳，分为燥湿化浊、利水渗湿、利水通淋、利湿退黄四类。湿与水异名同类，湿为水之渐，水为湿之积，弥漫者多以湿名，聚留者常以水称。感于外者，如淋雨涉水等所致称外湿；滞于内者，如嗜酒饮冷等伤脾而致为内湿；流散于经脉肢体常与风、寒相合为风湿、寒湿；停于胸腹者为水饮、痰浊。水湿聚于体内常引起水肿、腹胀、小便不利、咳嗽、胸痞腹满、呕恶泻利、黄疸等，故湿在体内宜化、宜祛、宜渗利。

第二节
药膳的分类

 按药膳功效分类

（1）解表类：用于疏解在表的外邪，或用于透疹发表，如藿香代茶饮、薏苡扁豆粥、姜糖茶等。

（2）清热解毒类：用于邪热内盛，或暑热中人，或阴虚内热诸证，以清解热毒、滋阴除热，如薄菊粥、菊杏代茶饮、复方川贝梨羹等。

（3）泻下类：用于里有热结，或肠燥便结证，以泻热通便、润肠通便，如桑地甜蜜粥、升蓉炖猪大肠、香仁粥等。

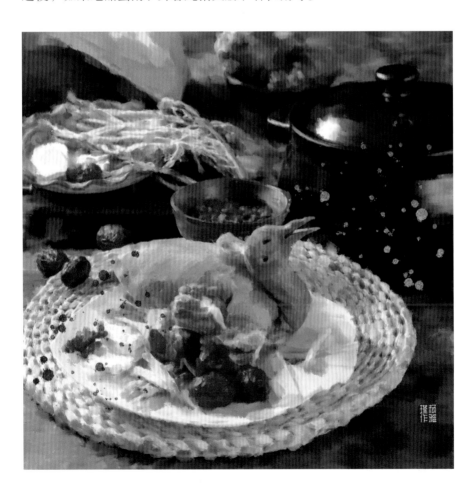

（4）温里祛寒类：用于寒邪内盛，或阳虚寒邪内生，或寒滞经脉，以温中祛寒、温阳救逆、温经散寒，如黄芪建中鸡、姜附烧狗肉等。

（5）祛风散邪类：用于风寒湿诸邪留滞经脉关节等证，以祛风散寒化湿、通络止痛，如豨莶根炖猪蹄等。

（6）利水消肿类：用于水湿潴留，湿热蕴结诸证，以渗利水湿、通淋退黄，如赤小豆鲤鱼汤、田基黄鸡蛋汤等。

（7）化痰止咳类：用于痰浊留滞、痰饮内聚诸证，以化痰消饮、止咳除嗽，如昆布海藻煮黄豆、白果蒸鸡蛋等。

（8）消食健胃类：用于宿食停滞、食饮不化诸证，以健脾和胃、导滞消食，如白术猪肚粥等。

（9）理气类：用于肝气郁滞诸证，以疏肝理气，如橘皮粥、柿蒂汤等。

（10）理血类：用于瘀血阻滞，或出血诸证，以活血化瘀、止血，如红花当归酒、血余藕片饮等。

（11）安神类：用于各种因素所导致的心神不安、烦躁失眠诸证，以养心安神，镇惊除烦，如酸枣仁粥等。

（12）平肝潜阳类：用于肝阳上亢、动风发痉诸证，以滋阴养肝、息风潜阳，如天麻鱼头、菊花绿茶饮等。

（13）固涩类：用于阳虚卫弱，不能固护卫表，或不能固涩水液诸证，以温阳固表、温肾止遗，如莲子猪肚汤、人参核桃汤。

（14）补益类：用于气血阴阳虚衰诸证，以补养气血阴阳，如人参莲肉汤、当归生姜羊肉汤、乌鸡白凤汤等。

（15）养生保健类：指各种保健药膳，如减肥降脂，有荷叶减肥茶等；美发乌发，有乌发鸡蛋等；润肤养颜，有珍珠拌平菇等；延年益寿，有长生固本酒、补虚正气粥等；明目增视，有芝麻羊肝等；聪耳助听，有首乌鸡肝等；益智健脑，有金髓煎等；增力耐劳，有附片羊肉汤等。

二、按药膳形态分类

（1）菜肴类：主要以肉类、蛋类、水产类、蔬菜等为基本原料，配合一定的药物，以煨、炖、炒、蒸、炸、烤等制作方法加工而成，如天麻鱼头、紫苏鳝鱼等。

（2）粥食类：主要以大米、小米、玉米、大麦、小麦等富含淀粉的原料，配以适合的药物，经熬煮等工艺制作而成的半流质状食品，如山楂粥、人参粥、杜仲粥等。

（3）糖点类：常以糖为原料，加入熬制后的固体或半固体状食物，配以药物粉末或药汁与糖拌熬，或掺入熬就的糖料中；或选用某些食物与药物，经药液或糖、蜜等煎煮制作而成，如丁香姜糖、糖渍陈皮、茯苓饼等。

（4）饮料类：由药物与食物经浸泡、绞榨、煎煮或蒸馏等方法加工制作而成，包括鲜汁，如鲜藕汁、荷叶汁；茶，如菊花茶、决明子茶；露汁，如银花露、菊花露；药酒，如木瓜酒、枸杞酒；浓缩精汁，如虫草鸡精、人参精等。

（5）其他：还有不能归入上述各类的另外一些品类，如葛粉、藕粉、山药泥、桃杞鸡卷、芝麻核桃糊等。

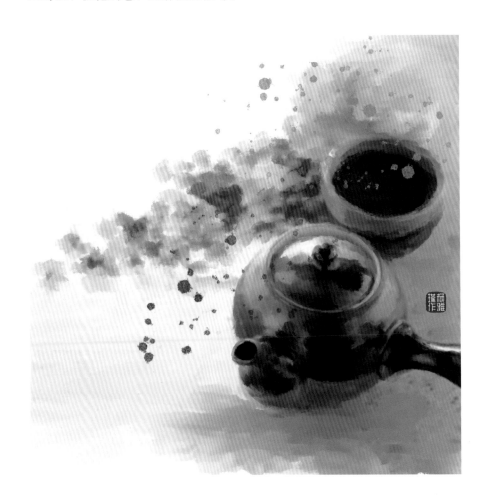

第三节————————————————————

药膳的特点

 一 历史悠久，底蕴深厚

中医药膳起源于数千年前，可见诸文字记载的最早医官——食医，就已存在于周代帝王宫廷中。从现存医药文献及药膳专科文献中可以发现，药膳原料不断增多，临床适应证不断扩大，药膳理论不断完善，药膳疗效不断增强。随着历史进程的发展，中医药膳学愈加完善和系统，逐渐成为一门具有独特体系的学科。

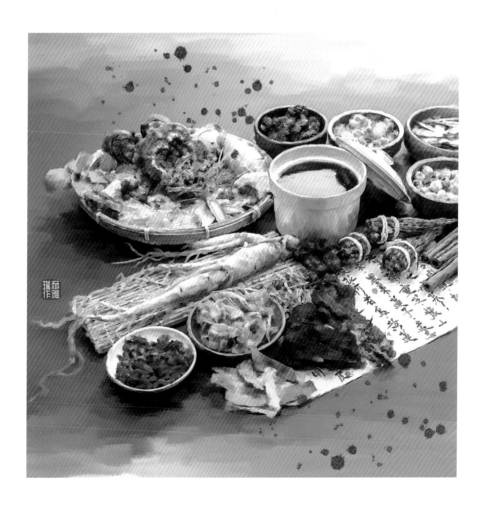

寓药于食，食助药威

药膳将药物的保健、治疗、预防及增强体质的作用融入日常膳食中，使人们能在必需的膳食中享受到食物营养和药物防治调理两方面的作用。中华民族的先人们很早就认识到了"药食同源""食养""食治"的道理，将膳食与药治有效地结合在一起，形成独具特色的"药膳"。它既满足了人体对营养的需求，隐含了药治的效能，使之成为适宜于各种人群的双效膳食，也开辟了一条防病治病的独特途径。

 遵循辨证，注重配伍

辨证论治一直是中医学的重要特点。药膳配伍始终遵循中医学辨证论治、辨证组方的理论原则与方法，在辨证的基础上配伍组方。始终注重机体阴阳气血，脏腑经脉的偏盛偏衰，用药膳以补偏救弊，调理阴阳脏腑，使其达到平衡协调的目的。中医药膳有别于现代营养学，也有别于药物疗法，它创造了以饮食为摄取疗效的新途径，于不经意的日常餐饮中取效。

 调理善后，强身健体

药膳固然对某些疾病具有治疗作用，而其基本立足点，则是通过药物与食物的结合，对身体进行缓渐调理，尤其适用于药物治疗后的康复调理、某些慢性病证的缓渐治疗、身体衰弱时的逐步改善、平常状态下的滋补强壮，它以持久的、日常的、源源不断的调理获得康复、强壮。因而，药膳既可以是药治后的补充，同时更是慢性病证、体弱人群或机体阴阳气血偏颇时适宜的调理方法。

 形式多样，影响广泛

由于药膳是在日常饮食中对机体进行调治，且随着饮食形式的变化，又产生不同的药膳形式，成为一类养生防病的特殊食品，因而它具有普通食物所不能达到的疗效，又具有一般治疗性药物所不具备的膳饮方式，成为适应于各种年龄性别、疾病状态、生活习惯人群的养生防病方法，适应证极其广泛，不仅广泛流传于我国各民族中，即使在国外其他民族中亦具有深远的影响。

第四节

药膳的应用原则

一、平衡阴阳

阴阳在正常状态下处于平衡状态，即所谓"阴平阳秘"。一旦发生偏盛或偏衰的变化，出现了不平衡，即为病理状态，表现为不同程度的病证。如阴盛则阳衰，阳盛则阴虚，阴虚则阳亢，阳虚则阴盛，分别表

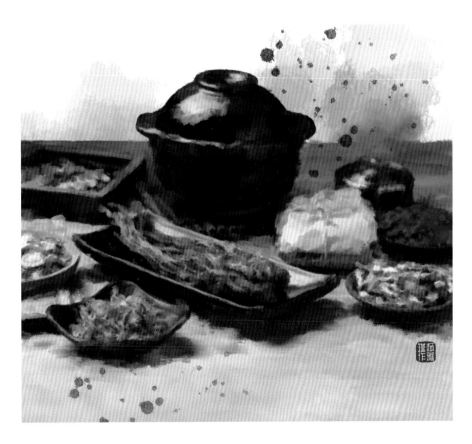

现为寒证、热证、内热虚热、寒盛内外等。调治的途径，需审清阴阳的虚实盛衰所在，恰当地施用药食，以恢复阴阳的平衡。具体原则是"有余者损之"，如阴盛的寒证，须补阳泻阴；阳盛的热证，须泻热以救阴或滋阴；"不足者补之"，如阴虚生内热，当补阴以除虚热；阳虚生外寒，当温补阳气以祛内外之寒等。

 ## 调理脏腑

临床上，多种病证均以脏腑功能失调为主要机理，表现为各脏的或虚或实，或此虚彼实，或虚实兼见。五脏之间又存在相互资生、相互制约的生理关系，以及相互影响的病理变化，对脏腑功能的调治，就是消除病理状态，恢复人体的生理功能。这种调治，可能是对某一脏腑的或补或泻，也可能是对多个相关脏腑的调理，药膳也同样按照中医辨证论治理论、调治脏腑以恢复正常生理功能。如药膳中以脏补脏的方法，肝病夜盲，可用羊肝、鸡肝等治疗；肾虚腰痛，可用杜仲炒腰花；心脏病用猪心蒸朱砂等。

 ## 扶正祛邪

中医学认为，人之所以发生疾病，是由于病邪的侵袭，制约或损伤正气，扰乱人体的脏腑气血阴阳，治疗的目的就是祛除邪气，扶助正气，以达到正胜邪却，恢复健康。正邪的相争可能出现很多种情况，表现出不同病证，基本观点是"正气存内，邪不可干""邪之所凑，其气必虚"，故病证总与正虚与邪犯相关。邪气有外来和内生的区别，正虚有虚甚和被制约的不同。施膳必须认识是正虚为主，还是邪盛为主，是内生病邪，还是病邪外侵，然后决定施膳方法。

 ## 三因制宜

"三因"制宜是指"因人""因时""因地"制宜。人有男女、老幼、壮衰的不同，因而对病邪的抵抗力、病后恢复的能力等均存在明显差异；时序有四时寒暑的变更，人体的阴阳气血会随着四时变化而变化，在病理过程中对病邪的抗御能力也就不同；地理的南北高下，环境的燥湿温凉，亦对人体正气产生诸多变数。考虑这些差异的存在，对同一病证的施膳就必须根据其不同状态，拟定适宜的措施，以达到良好的调治效果。

五、勿犯禁忌

禁忌，是药治与药膳应用时均需注意的问题。禁忌表现在几个方面：一是有些药物相互之间不能一起配伍应用，如中药配伍的传统说法"十八反""十九畏"。二是某些特殊状态时的禁忌，如妇女妊娠时，各种生理状态都发生了某些变化，胎儿的生长发育易受外界影响，因而有妊娠禁忌，主要禁用一些性能峻猛或毒性剧烈类药，如大戟、芫花、巴豆等；破血逐瘀类药，如水蛭、三棱、莪术等；催吐类药，如瓜蒂、常山、藜芦等；通窍攻窜类药，如麝香等。禁用这些药以防伤胎、动胎。三是用膳禁忌，俗称忌口，指在应用某些药或药膳时不宜进食某些药食。如服用治疗感冒的药膳时，不宜进食过于油腻的食物，以防滞邪；用地黄、何首乌时，忌葱、蒜、萝卜。四是疾病和体质禁忌，某些疾病也须禁忌某些食物，如高血压禁辛辣，糖尿病忌高糖饮食；体质易过敏者当忌鱼、虾等。

第五节
药膳食疗的注意事项

一、注意用药剂量

药膳具有一定的辅助治疗作用，食用时应该在医生的指导下，根据自身的体质配制用药剂量，以免用药过量对身体造成损伤。

二、注意食用剂量

要控制药膳以及食物的食用量，过多或过少都会影响功效。适量有恒、有的放矢、饮食有节是重要的中医养生保健原则，药膳食疗同样应适量而有节制。短期内不宜进食过多，不可急于求成。应根据自身状况，经常小量服食，持之以恒，久之定能收效。

三、注意食用时间

具有滋补功效的药膳应该在空腹的情况下食用，可以充分发挥药物的效果，达到滋补的目的。

四、注意辨体施膳

一般来讲，温性、热性的药物，如生姜、大葱、大枣、核桃、羊肉、小茴香等，具有温里、散寒、助阳的作用，可以用来治疗寒证、阴证；而凉性、寒性的药物，如绿豆、藕、西瓜、梨、马蹄、马齿苋、菊花等，具有清热、泻火、凉血、解毒的作用，可以用来治疗热证、阳证。

酸味药物，如乌梅、石榴等，具有收敛、固涩的作用；苦味药物，如苦瓜、苦杏仁，具有清热、降气、泻火、燥湿的作用；甘味药物，如大枣、蜂蜜、饴糖，具有补养、调和、缓急止痛的作用；辛味药物，如生姜、大葱等，具有发散、行气的作用；咸味药物，如海藻、海带等，具有软坚散结的作用；淡味药物，如茯苓、薏苡仁等，具有渗利小便的作用。

五、注意烹调方式

良药可口，服食方便的药膳烹调方式主要以炖、煮、煨、蒸为主，最后都可成为"汤"，这样可使药物和食物在较长时间的受热过程中，最大限度地释放出有效成分，增强功效。优良的药膳必须讲究烹调技术。一般无不适气味的中药，可与食物一起烹制，若药物较多或有明显不适气味，可用纱布将药物包好，再与食物一起烹制，药性即进入食物或汤里，服食时将药渣除去。

六、注意优选药材

科学烹制选购药材一定要新鲜优质，凡是变质、发霉的均不能食用。

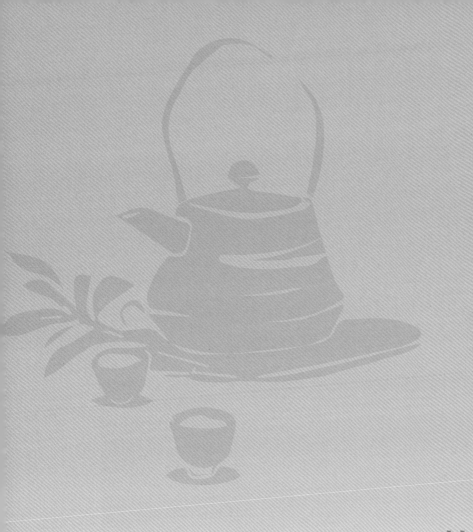

第二章

药膳的原材料

第一节——

药膳的食材

药膳的食材包含粮食、蔬菜、野菜、食用菌、果品、禽肉、畜肉、奶蛋、水产品、调味品等十大种类。这在《黄帝内经》中已有相应论述，即"五谷为养，五果为助，五畜为益，五菜为充，气味合则服之，以补精益气"。

 五　谷

《周礼·天官·疾医》曰："以五味、五谷、五药养其病。"郑玄注："五谷，麻、黍、稷、麦、豆也。"五谷，泛指谷类、薯类和豆类食品，是人类最基本的食物，是我国传统膳食的重要组成部分，其所含的营养是人类赖以生存的基本物质之一。粮谷类和薯类性味多为甘平，具有健

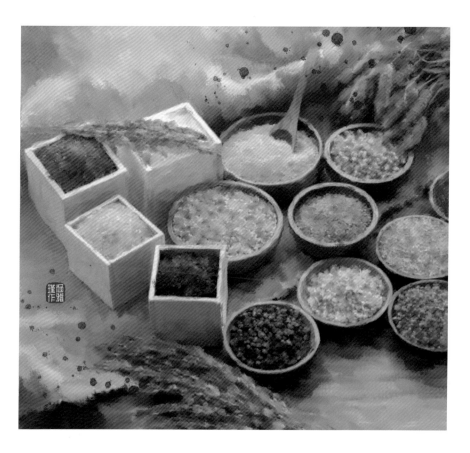

脾益气、和胃之功效，除了能充养机体，还可用于预防和治疗脾胃虚弱
所致的食少纳呆、神疲乏力、大便稀溏等。豆类性味甘平，多能健脾益气、
利水消肿，除了充养机体外，尤适合于气血亏虚、脾胃不足的人。谷类
不宜加工太细，烹调时避免淘洗次数太多，不要加碱，以免造成水溶性
维生素损失。此外，为了提高营养价值，多将谷类与豆类混合食用。

表 2-1 常见粮谷一览表

名称	性味	食养功效	主要食用方式
粳米	甘，平	补气健脾，除烦渴，止泻痢	煮食
大米	甘，平	健脾养胃，止泻痢，助消化	煮食
糯米	甘，温	补中益气，健脾止泻，缩尿，敛汗，解毒	煮食，磨粉后是糕饼类膳食外皮的常用原料
黄米	甘，平	清热润肺，润滑通便，养阴补虚	煮粥，蒸食，做馒头
小米	甘，平	补脾胃，补肾，养心安神	煮粥，蒸食
高粱	甘、涩，温	健脾止泻，化痰安神	煮食
小麦	甘，平	养心，健脾，益肾，除热，止渴	多磨粉做面食，生品或炮制后可入药
燕麦	甘，平	和脾益肝，滑肠，止汗，催产	煮食，处理后可冲泡食用
胡麻	甘，平	补肝肾，益精血，长肌肉，填脑髓，润肠燥	煮食、烤食，磨粉泡水食或制饼食
玉米	甘，平	调中和胃，利尿消肿	蒸食，煮食，炖食
甘薯	甘，平	益气健脾，养阴补肾	蒸食，煮粥，烤食
马铃薯	甘，平	和胃调中，解毒消肿	蒸食，炖食，炒食，烤食
大豆	甘，平	宽中导滞，健脾利水，解毒消肿	炒食，炖食，煮饭熬粥或磨豆浆
绿豆	甘，寒	清热解毒，利尿消暑	煮汤，煮粥

二、五 菜

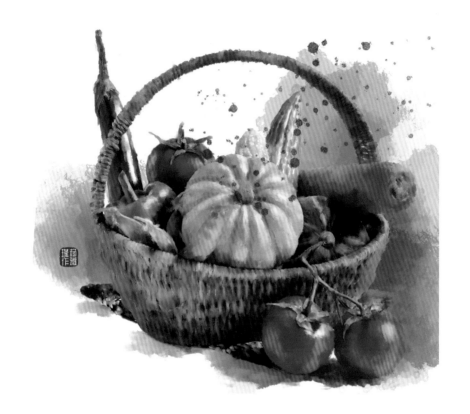

　　菜又称为"蔬"，蔬者，"疏也"，可以疏通气机。五菜指葵、韭、薤、藿、葱等蔬菜。《尔雅》云："凡草菜可食者，通名为蔬。"《辞海》称"菜"为"蔬类植物的总称。"李时珍云："凡草木之可茹者谓之菜，韭、薤、葵、葱、藿，五菜也。"可见，凡可作菜的植物统称为蔬菜。一般指人工栽培之品。

　　蔬菜的营养价值已为人们所公认。它含有大量的水分、丰富的碳水化合物、植物纤维素、维生素 C、维生素 B、无机盐和芳香物质等，是人体内某些维生素、无机盐、糖类等的重要来源。蔬菜是防病治病的良好食材。少数蔬菜性温，如韭菜、南瓜等，具有温中散寒、开胃消食的作用。大多数蔬菜性寒凉，如苦瓜、芹菜、茭白、藕等，具有清热除烦、通利大小便、化痰止咳等功能。

　　蔬菜的种类很多，可分为叶茎类：如芹菜、菠菜、白菜等；根茎类：如胡萝卜、芋艿、藕等；瓜茄类：如冬瓜、南瓜、茄子等。

表 2-2　常见蔬菜一览表

名称	性味	食养功效	主要食用方式
葵菜	甘，寒、滑	利尿，催乳，润肠，通便	炒食，凉拌，烹食，腌制成咸菜
藿菜	苦、微甘，温	止血，解毒	炒食，凉拌，煮汤
薤白	辛、苦，温	通阳散结，行气导滞	炒食，煮粥，煎饼，作药膳佐料
韭菜	辛，温	补肾，温中，行气，散瘀解毒	炒食，煮汤，作饺子馅
芹菜	辛、甘，凉	清热解毒，利尿消肿，平肝降压	炒食，凉拌，煮汤
菠菜	甘，平	养血，止血，平肝，润燥	炒食，凉拌，煮汤
白菜	甘，微寒	清热除烦，利水解毒，消食养胃	炒食，凉拌，煮汤，作饺子馅
胡萝卜	甘，平	健脾和中，滋肝明目，化痰止咳，清热解毒	炒食，凉拌，煮汤，作饺子馅
藕	甘，寒	清热生津，凉血，散瘀，止血	炒食，凉拌，煮汤
茭白	甘，微寒	解热毒，除烦渴，利二便	炒食，煮粥，作药膳佐料
冬瓜	甘，寒	利尿，清热，化痰，生津，解毒	炒食，凉拌，煮汤
南瓜	甘，温	补益中气，生津止咳，消肿止痛	炒食，煮粥，煎饼，作药膳佐料
苦瓜	苦，寒	清热解毒，清心明目	炒食，凉拌，煮汤
茄子	甘，凉	清热，活血，消肿	炒食，凉拌，煮汤

三、五　果

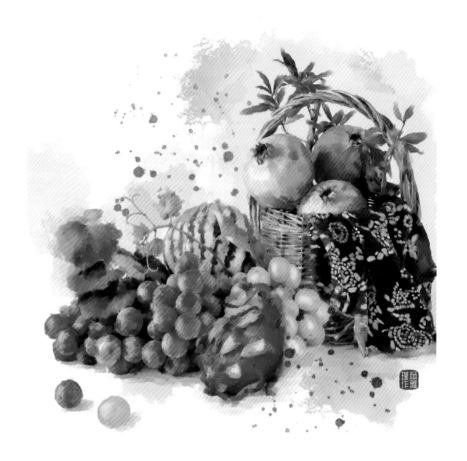

　　五果，泛指果类食品。水果所含的营养成分是人类从食物中摄取营养的辅助，其助养机体，味多以酸甜为主，具补虚、生津除烦、止咳化痰、开胃消食、润肠通便等作用。水果中，如鲜枣、山楂、柑橘、草莓、柠檬等，含有丰富的维生素 C；香蕉、苹果、海棠等含有丰富的纤维素、果胶、有机酸、维生素和矿物质等，可刺激消化液分泌，增进胃肠蠕动，减少毒物吸收及防止便秘。坚果类包括花生、核桃、松子、葵花子及榛子等，可滋补肝肾、强健筋骨，并可为脑组织的活动提供能量，是天然的健脑食品，对老年人及脑力劳动者大有益处。

●● 表 2-3　常用果品（鲜果、干果）一览表

名称	性味	食养功效	主要食用方式
李	甘、酸，平	清热，生津，消积	生食，绞汁饮，浸酒饮，制果脯
杏	甘、酸，温	润肺定喘，生津止渴	生食，绞汁饮，浸酒饮，制果脯
枣	甘，温	补益脾胃，滋养阴血，养心安神	生食，煮汤，泡茶
桃	甘、酸，温	润肠通便，生津止渴，活血化瘀，理气消积	鲜食，榨汁，制果酱、果脯、罐头
山楂	酸、甘，微温	消食健胃，行气散瘀，化浊降脂	生食，炒食，煮汤
柑橘	甘、酸，凉	开胃理气，止咳润肺	鲜食，榨汁，制果酱、果脯、罐头
草莓	甘、微酸，凉	清凉止渴，健胃消食	鲜食，榨汁，制果酱、果脯
香蕉	甘，寒	清热解毒，润肺滑肠	鲜食，制果酱、果脯
苹果	甘、酸，凉	益胃，生津，除烦，醒酒	鲜食，或捣汁、熬膏
柠檬	酸、甘，凉	生津解暑，和胃安胎	鲜食，泡水，熬膏
花生	甘，平	健脾和胃，润肺化痰	生食，炒食，煮汤
核桃	甘，温	补肾固精强腰，温肺定喘，润肠通便	生食，炒食，煮汤
栗	甘、微咸，平	益气健脾，补肾强筋，活血消肿，止血	生食，炒食，煮汤
松子	甘，温	补虚养阴，润肺生津，滑肠通便，息风	生食，炒食，煮汤
葵花子	甘，平	降胆固醇，健脑安神，抗氧化	炒食，烤食
榛子	甘，平	健脾和胃，润肺止咳	生食，烤食，煮食

四、五　畜

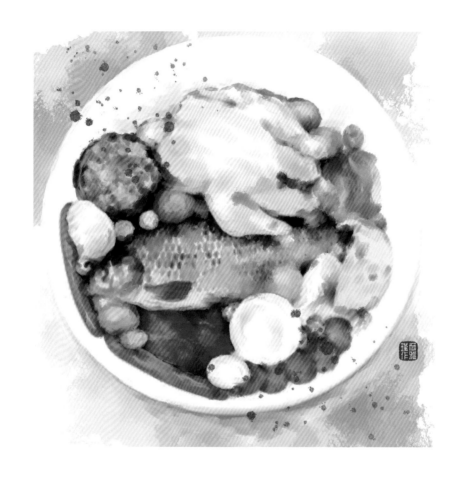

　　《黄帝内经》中所说之"五畜"，其实代表了所有动物源性食物，包括禽畜、鱼、虾、蟹等，如猪、牛、羊、鸡、鸭、鹅、马、驴及其内脏等；蛋类指鸡蛋、鸭蛋、鹅蛋、鸽蛋等。五畜属血肉有情之品，是我国传统膳食的重要内容，营养丰富，对人体有较大的补益作用。

　　肉类中的蛋白质含量高，其中必需氨基酸含量和利用率均较高。奶类、鱼类及其制品是优质蛋白质、脂溶性维生素和矿物质的良好来源。奶类含钙量丰富，且吸收、利用程度高，还是极好的钙来源。

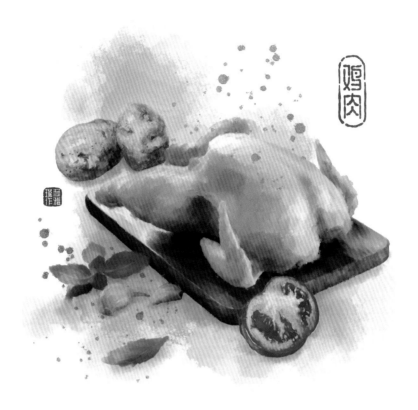

●● 表2-4 常见动物源性食材（畜肉、禽肉、蛋类、水产）一览表

名称	性味	食养功效	主要食用方式
牛肉	甘，温	益气血，强筋骨，补脾胃，除湿气，消水肿	煲汤，红烧，腌制，风干，炒菜
狗肉	咸、酸，温	补中益气，温肾壮阳，填精	煲汤，焖食，红烧，炒菜
羊肉	甘，热	益气养血，温中健脾，补肾壮阳	煲汤，焖食，红烧，炒菜
猪肉	甘、咸，平	补肾滋阴，养血润燥，益气，消肿	煲汤，红烧，腌制，风干，炒菜
鸡肉	甘，温	温中，益气，补精，填髓	蒸煮，烧汤，腌制，风干，炒菜
鹅肉	甘，平	益气补虚，和胃止渴	煲汤，焖食，红烧，炒菜
鸭肉	甘、微咸，平	补益气阴，利水消肿	煲汤，焖食，红烧，炒菜

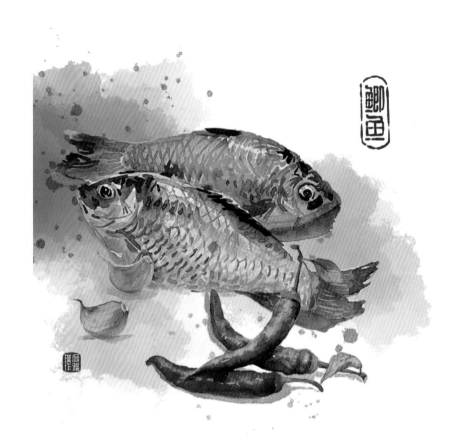

续表

名称	性味	食养功效	主要食用方式
马肉	甘、酸、辛，微寒	强筋健骨，除热	煲汤，焖食，红烧，风干，炒菜
鸡蛋	甘，平	滋阴益血，除烦安神，补脾和胃	煮食，煎食，炒菜
鸭蛋	甘，凉	利水消肿，促进食欲，滋阴养血	煮食，煎食，腌制，炒菜
鹅蛋	甘，平	补中益气，益智健脑	煮食，煎食，炒菜
鹌鹑蛋	甘、淡，平	补虚，健脑，健胃	煮食
虾	甘、咸，温	补肾兴阳，滋阴息风	煲汤，焖食，红烧，炒菜
螃蟹	咸，寒	清热，散瘀，消肿解毒	煲汤，焖食，红烧，炒菜

续表

名称	性味	食养功效	主要食用方式
鲫鱼	甘，平	健脾和胃，利水消肿，通血脉	煲汤，焖食，红烧
鳝鱼	甘，温	益气血，补肝肾，强筋骨，除风湿	煲汤，焖食，红烧，炒菜
鳖肉	甘，平	滋阴补肾，清退虚热	煲汤，焖食，红烧
草鱼	甘，温	健脾和胃，安神止痛，止痢	煲汤，焖食，红烧
鲍鱼	甘、咸，平	滋阴清热，益精明目	煲汤，焖食，红烧

五 调味品

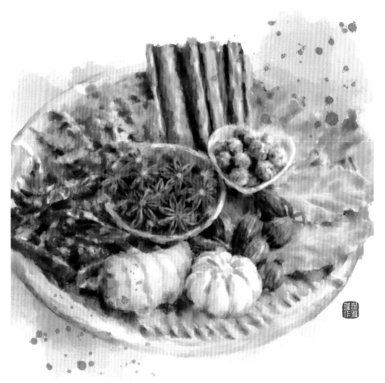

　　调味品是指在加工主、辅食品过程中使用量较少，但对食品的色、香、味、质等风味特点起着重要调配作用的一类原料。常用的调味品有大蒜、生姜、胡椒、茴香、桂皮、蜂蜜、白糖、酱油、醋、酒、味精、盐等。调味品可以在烹调中调和五味，有去腥解毒、增进食欲、促进消化之功效。

●● 表 2-5 常见调味品一览表

名称	性味	食养功效
大蒜	辛，温	解毒消肿，杀虫，止痢
葱	辛，温	发表，通阳，解毒，杀虫
生姜	辛，微温	解表散寒，温中止呕，化痰止咳，解鱼蟹毒
胡椒	辛，热	温中散寒，下气，消痰
辣椒	辛，热	调理胃火，消水肿，软坚破痞，杀虫
白糖	甘，平	缓中，补虚，生津，润燥
酱油	咸，寒	解热除烦，调味开胃
醋	酸、甘，温	散瘀消积，止血，安蛔，解毒
酒	甘、苦、辛，温	通血脉，御寒气，行药势
味精	酸、甘，平	滋补，开胃，助消化，增食欲
盐	咸，寒	泻热，润燥，补心，通便，软坚
蜂蜜	甘，平	补中，润燥，止痛，解毒

第二节————

药膳常用的草药

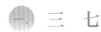 一、三 七

【别　　名】田七、参三七、山漆、金不换。

【来　　源】五加科植物三七 *Panax notoginseng* (Burk.) F. H. Chen 的干燥根和根茎。

【性味功效】甘、微苦，温。散瘀止血，消肿定痛。用于咳血，吐血，衄血，便血，崩漏，外伤出血，胸腹刺痛，跌扑肿痛。

【服食方法】单独研粉冲服、煲汤、泡茶、煮粥等。

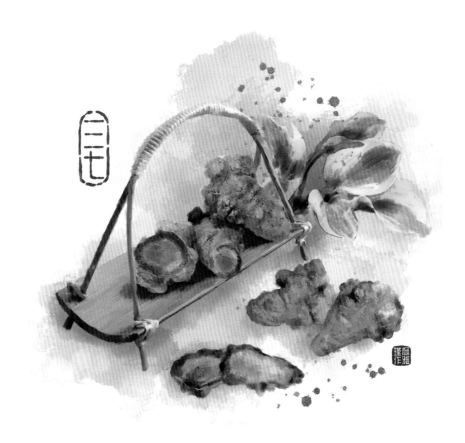

【注意事项】孕妇禁用三七粉，女性经期慎用，12岁以下儿童不宜用。
　　　　　　三七粉不可过量，一般体质的人，一日总量为2~6g，每日
　　　　　　用量最好不超过10g。三七粉分早、晚服用，早上起来空腹
　　　　　　服用三七粉3~5g，用温开水送服，胃不好的建议饭后服用；
　　　　　　晚上服用三七粉，最好在晚饭前服用，如饭后服用则建议
　　　　　　少量，最好不超过3g。

【代表药膳】三七花旗参鸡汤、三七乌骨鸡、三七枸杞鸡、三七山药小
　　　　　　米粥、三七山药粥、三七山楂粥。

【食材档案】二七药膳历史悠久，民间早有应用，但文字记载较少。直
　　　　　　到明代，李时珍《本草纲目》有"吐血衄血山漆一钱，自
　　　　　　嚼米汤送下。……产后血多山漆研末，米汤服一钱"等有
　　　　　　关三七（山漆即三七）与食物混服的记载，可谓三七药膳

雏形。李时珍将三七功效概括为"止血、散血、定痛"，后世皆从其说。清代赵学敏《本草纲目拾遗》称三七"大如拳者治打伤，有起死回生之功，价与黄金等"，其将三七与人参并列，指出三七"颇类人参，人参补气第一，三七补血第一，味同而功亦等，故人并称曰人参、三七为药品中最珍贵者"。《本草纲目拾遗》中关于三七药膳的记载则更详细了，曰："治吐血《种福堂方》用鸡蛋一个，打开，和人参、三七末一钱，藕汁一小杯，陈酒半小杯，隔汤炖熟食之。不过二三枚，自愈。"又曰："取大母鸡，用苏三七煎汤，将鸡煮少时，又将三七渣捣烂入鸡腹，用线缝好，隔汤蒸至鸡烂，去三七食鸡，可以医劳弱诸虚百损之病"等。

三七味甘能"补"，其补益作用《本草纲目》未提及，但云南、广西民间广泛流传三七"生打熟补"，常取熟三七炖鸡、三七蒸血鸽、三七蒸鸡蛋等作补药用。熟三七炮制方法：三七入菜籽油或鸡油中煎炸，微黄为度，取出晾凉，即为熟三七，熟三七研磨为粉末，称熟三七粉。1988 年，范昌编著《实用三七栽培技术》，首次提出"三七药膳"，并收录传统三七药膳 15 例。

二、土茯苓

【别　　名】禹余粮、山尾薯、白余粮、饭团根、红土苓、硬饭头、冷饭团。

【来　　源】百合科植物光叶菝葜 *Smilax glabra* Roxb. 的干燥根茎。

【性味功效】甘、淡，平。解毒，除湿，通利关节。用于梅毒及汞中毒所致的肢体拘挛、筋骨疼痛，湿热淋浊，带下病，痈肿，瘰疬，疥癣。

【服食方法】煲汤、泡水、煮粥等。

【注意事项】肝肾阴亏者慎服；虚寒精滑或气虚下陷者忌服；服时忌茶，忌米醋。

【代表药膳】土茯苓治扁平疣茶、槐花土茯苓粥、猪脊骨土茯苓黄芪汤、土茯苓薏苡仁粥。

【食材档案】李时珍《本草纲目》记载土茯苓"治杨梅毒疮"，而后土茯苓才广为人知，并沿用至今。据考证，早在唐宋，土茯苓已作为药用植物，经丝绸之路传播至波斯、印度等地，但可能因市场需求不大，故流通规模较小，史料留存较少。至16世纪初，土茯苓逐步进入欧洲人的视野，成为治疗梅毒、痛风等的良药。至16世纪中后期迅速完成了从物种到商品，再到大宗商品的属性演变。《本草正义》记载："土茯苓，利湿去热，能入络，搜剔湿热之蕴毒。其解水银、轻粉毒者，彼以升提收毒上行，而此以渗利下导为务，故专治杨梅毒疮，深入百络，关节疼痛，甚至腐烂，又毒火上行，咽喉痛溃，一切恶症。"

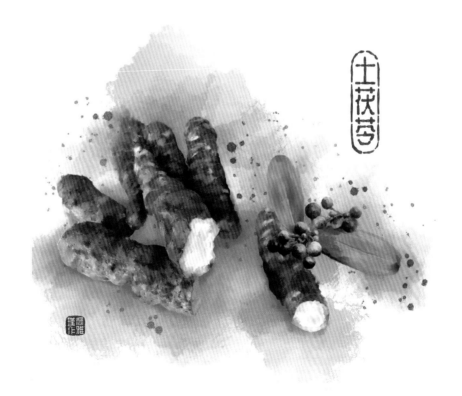

土茯苓也是常用养生中药材，女性朋友可以选用土茯苓滋补养生。土茯苓能补益气血，将它与猪肝同炒即可，100g土茯苓切片，猪肝洗净、切片，炒锅放油加热，放葱、姜炒香，再把猪肝和土茯苓入锅快速翻炒，加入自己喜欢的调味料，炒熟后食用。在广东、福建、广西、海南等沿海地区，因气候原因，人们容易上火，土茯苓性平，能清热解毒、健脾祛湿，深受当地人的喜欢。唐代陈藏器《本草拾遗》载："草禹余粮，根如盏连缀，半在土上，皮如茯苓，肉赤味涩，人取以当谷，不饥……调中止泄。"在以前粮食不充足或动乱时代，农村是闹饥荒的重灾区，许多人三餐不继，常以野菜、野果、树皮为食，野菜、野果虽有营养，但不耐饱，而土茯苓富含淀粉，食之裹腹，因而便成了许多人的救命粮食。

三、大　枣

【别　　名】红枣、枣、枣子、良枣、干枣、刺枣。

【来　　源】鼠李科植物枣 *Ziziphus jujuba* Mill. 的干燥成熟果实。

【性味功效】甘，温。补中益气，养血安神。用于脾虚食少，乏力便溏，妇人脏躁等。

【服食方法】生吃、煮粥、煲汤、榨豆浆等。

【注意事项】体质燥热的妇女，不适合在月经期间喝大枣水，以免造成月经过多；腹胀者不宜喝大枣水，以免越喝越胀；大枣含糖量高，不适合糖尿病患者食用；不可过量食枣，以免损坏消化功能而引发便秘。

【代表药膳】羊髓大枣粥、大枣炖兔肉、大枣山药粥、泥鳅大枣汤、大枣茯苓粥。

【食材档案】目前大枣有300多个品种，其应用历史悠久，味道甘美，药食俱佳，素有"天然维生素丸"之美誉，具有补中益气、养心安神的食疗功效。大枣营养物质丰富，含蛋白质、脂肪、糖类、胡萝卜素、B族维生素、维生素C、维生素P及钙、磷、铁和环磷酸腺苷等营养成分，其中维生素 C 含量在果品中名列前茅。《黄帝内经》谓："脾其畏风，其主口，其谷稷，其果枣……"《神农本草经》将大枣列为上品。《本草纲目》记载："大枣味甘，无毒，主治心邪，安中养脾，平胃气，通九窍。"我国许多地区都有妇人坐月子以枣补气血之用法。可见，大枣不同于一般的干鲜果品，其集药用、保健、食用为一体，是果中珍品。

《伤寒论》《金匮要略》两书用大枣者，约有 58 条方。《伤寒论》桂枝汤被称为张仲景"群方之冠"，其妙用大枣养脾胃而扶营弱，用生姜驱风寒而益卫气，为调和营卫之剂。姜枣药对，在后世时方中更是常用。《金匮要略》有甘麦大枣汤，大枣与浮小麦、甘草配合使用，共奏补益脾气、养心安神之功，改善脏躁症，现代中医将此方用于治疗更年期综合征。

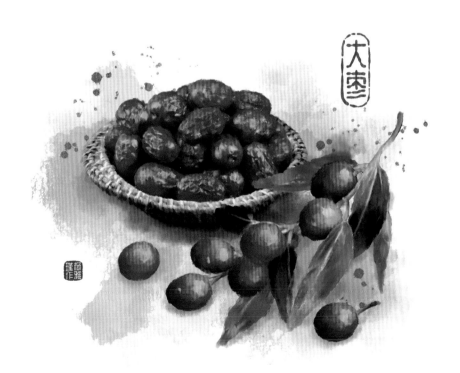

四、山　药

【别　　名】薯蓣、淮山、土薯、山薯蓣、怀山药、面山药。

【来　　源】薯蓣科植物薯蓣 *Dioscorea opposita* Thunb. 的干燥根茎。

【性味功效】甘，平。补脾养胃，生津益肺，补肾涩精。用于脾虚食少，久泻不止，肺虚喘咳，肾虚遗精，带下病，尿频，虚热消渴等。麸炒山药补脾健胃，用于脾虚食少，泄泻便溏，白带过多等。

【服食方法】煮粥、煲汤、浸酒或制成山药加工品等。

【注意事项】湿热实邪者（如大便黏滞不爽、小便短赤不利、舌苔黄腻等）不宜多服；山药有收涩作用，大便干结者不宜食用；山药中的淀粉酶不耐高热，不宜久煎；山药与甘遂不可一同食用，不可与碱性药物同服。

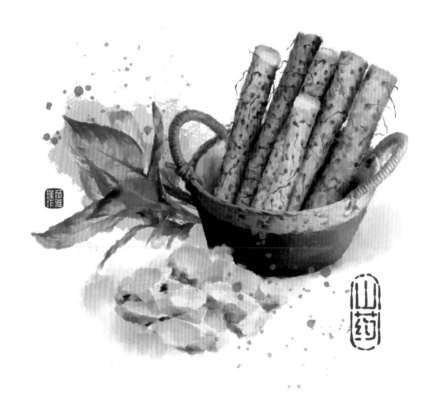

【代表药膳】山药面、山药粥、山药茯苓包子、山药炖牛腩、山药白术鲫鱼汤。

【食材档案】山药富含淀粉、蛋白质、无机盐和多种维生素等营养物质，还含有大量的纤维素以及胆碱、黏液质等成分。山药能供给人体大量的黏液蛋白，预防心血管系统脂肪沉积，保持血管弹性，防止动脉粥样硬化发生，减少皮下脂肪沉积，避免出现肥胖。

山药自古被视为物美价廉的补虚佳品，其性味甘平，质厚，滋补性强，既补气，又益阴，补而不腻，不热不燥。清代医家陈修园说山药能补肾填精。《药性本草》则以为山药能补五劳七伤，去凉风，镇心神等。《神农本草经》谓之"主伤中，补虚羸，除寒热邪气，补中，益气力，长肌肉。久服耳目聪明，轻身，不饥，延年"。《本草求真》云："山药，本属食物，古人用入汤剂，谓其补脾益气除热。然气虽温而却平，为补脾肺之阴，是以能润皮毛、长肌肉，不似黄芪性温能补肺阳，白术苦燥能补脾阳也，且其性涩，能治遗精不禁，味甘兼咸，又能益肾强阴，故六味地黄丸用此以佐地黄。然性虽阴而滞不甚，故能渗湿以止泄泻……入滋阴药中宜生用，入补脾药内宜炒黄用。"

五、山 楂

【别　　名】山里果、山里红、胭脂果、酸楂、红果等。

【来　　源】蔷薇科植物山里红 *Crataegus pinnatifida* Bge. var. *major* N. E. Br. 或山楂 *Crataegus pinnatifida* Bge. 的干燥成熟果实。

【性味功效】酸、甘，微温。消食健胃，行气散瘀，化浊降脂。用于肉食积滞，胃脘胀满，泻痢腹痛，瘀血经闭，产后瘀阻，心腹刺痛，疝气疼痛，高脂血症等。焦山楂消食导滞作用增强。用于肉食积滞，泻痢不爽。

【服食方法】生吃鲜果、泡茶、煲汤、浸酒或制成山楂加工品等。

【注意事项】空腹不宜食用，尤其是胃酸过多者；胃及十二指肠溃疡、龋齿、大便溏薄者不宜食山楂；孕妇不宜食山楂，以避免流产或早产可能。有报道称山楂不宜与牛奶、海鲜同食。因此，食用山楂要因人因时而异，应食之恰当，以获良效。

【代表药膳】山楂荷叶汤、山楂粥、山楂肉桂汤、桑菊银楂茶、山楂梨丝。

【食材档案】山楂因生于山间，入口使肉食化渣而得名。山楂的主要营养成分是糖类、胡萝卜素、钙、维生素 C、有机酸、果胶等，其维生素 C 含量极高，高于柑橘类水果近 3 倍；胡萝卜素单位含量约是苹果的 10 倍。山楂叶中含有丰富的黄酮类化合物，为果实含量的 20 倍以上。山楂营养丰富，能补益人体生理需要、增强食欲、促进消化，是药食两用之佳果。

山楂为常用中药之一，历代医家广泛应用于临床，如《新修本草》记载："汁服主水利，沐头及洗身上疮痒。"《海上方》曰："难产，山楂核七七粒，百草霜为衣，酒吞下。"元代医家朱丹溪则用山楂、半夏等创立了消食和胃方剂保

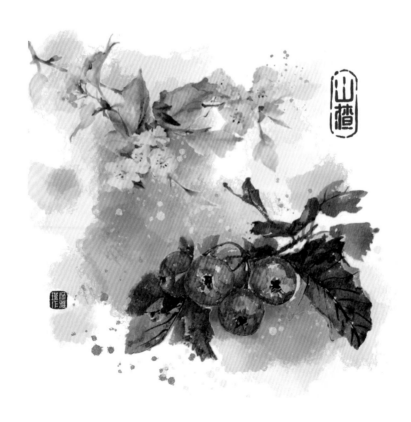

和丸。《本草纲目》曰："老人腰痛及腿痛用棠棣子、鹿茸（炙）等分。为末，蜜丸梧子大。每服百丸，日二服。"《得配本草》记载："核能化食磨积，治疝，催生。研碎，化瘀；勿研，消食；童便浸，姜汁炒炭，去积血甚效。"《医学衷中参西录》记载："山楂，若以甘药佐之，化瘀血而不伤新血，开郁气而不伤正气，其性尤和平也。"

六、马齿苋

【别　　　名】马齿菜、五行草、长寿菜、猪母菜、瓜子菜、地马菜。

【来　　　源】马齿苋科植物马齿苋 *Portulaca oleracea* L. 的地上部分。

【性味功效】酸，寒。清热解毒，凉血止血，止痢。用于热毒血痢，痈肿疔疮，湿疹，丹毒，蛇虫咬伤，便血，痔血，崩漏下血。

【服食方法】煮粥、凉拌、炒肉、煲汤等。

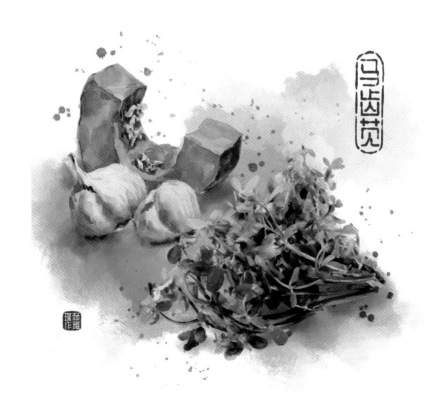

【注意事项】本品性寒，不宜久服；孕妇及脾胃虚寒、肠滑作泄者忌服，肾功能不好者慎服；马齿苋与鳖甲相克，不宜同服。

【代表药膳】马齿苋粥、马齿苋枸杞鱼肚、马齿苋扁豆粥、马齿苋荠菜汤。

【食材档案】马齿苋为一年生草本植物，我国大部分地区均有分布，夏、秋季采收。其虽是一种很普通的野草，但在物质匮乏的年代，却是普通穷苦人家赖以果腹的蔬菜。如《本草经集注》中记载"俗呼马齿苋，亦可食，小酸"，可见，马齿苋作为野蔬由来已久。

马齿苋不仅为中医临床治痢常用品，有"痢疾克星"之称，也是常用的药食两用中药，入食多鲜用。马齿苋营养丰富，别具风味。采集茎叶茂盛、鲜嫩多汁的马齿苋，除去根部，洗净，切成3cm左右的段（可加腐竹切小段），用开水氽过，将汁液轻轻挤出，加入精盐、酱油、姜蒜末、香油、味精适量，拌匀即成一盘滑润可口的凉拌菜；有些地方，将马齿苋与面粉混合，烙成饼，蒸食，或做成馅；更多的是将马齿苋洗净，开水烫过或稍蒸一下，切碎，晒干，制成冬菜烧肉等，幽香扑鼻，味道极佳。

七、木　瓜

【别　　名】贴梗海棠、铁脚梨、皱皮木瓜、宣木瓜。

【来　　源】蔷薇科植物贴梗海棠 Chaenomeles speciosa (Sweet) Nakai 的干燥近成熟果实。

【性味功效】酸，温。舒筋活络，和胃化湿。用于湿痹拘挛，腰膝关节酸重疼痛，暑湿吐泻，转筋挛痛，脚气水肿。

【服食方法】炖汤、煎服、煮粥等。

【注意事项】多食将损齿及骨；下部腰膝无力，精血虚、真阴不足者，以及伤食脾胃未虚、积滞多者不宜用。

【代表药膳】糖苏木瓜、木瓜粥、木瓜鸡、木瓜羊肉汤、木瓜猪蹄汤。

【食材档案】木瓜为我国传统常用中药材，主产于安徽、四川、湖北等地，习称"皱皮木瓜"。木瓜始载于《名医别录》，列为中品。

此后历代本草均有收载。现代研究证实，新鲜木瓜汁和木瓜煎剂具有很好的保肝、抗菌、调节免疫等作用。

宣木瓜和番木瓜原植物种类不同，其性味、功效亦不相同，应予区别。目前治病多用宣木瓜，即皱皮木瓜。宣木瓜虽可以生吃，亦可做食疗药膳的食材，但其味道酸涩；而产于南方的番木瓜则不同，其吃起来软甜可口，更受大众的喜爱。番木瓜因产于热带美洲，属舶来品，我国自古习惯将国外称番地、番邦，故名"番木瓜"，为番木瓜科植物。

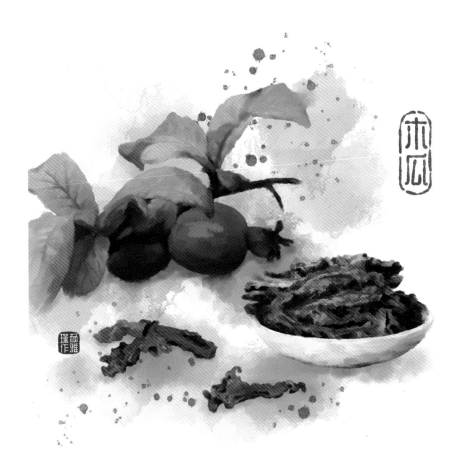

八、五指毛桃

【别　　名】五指牛奶、土黄芪、南芪、五爪龙、母猪奶、山狗善、山狗狼佛。

【来　　源】桑科植物粗叶榕 *Ficus hirta* Vahl 的干燥根。

【性味功效】甘，微温。健脾补肺，行气利湿。用于肺痨咳嗽，盗汗，肢倦无力，食少腹胀，水肿，风湿痹痛，肝炎，白带异常，产后无乳。

【服食方法】煲汤、煮水、泡酒等。

【注意事项】服药时忌生冷食物，阴虚火旺者、严重胃病患者和孕妇不宜食用。

【代表药膳】五指毛桃炖鸡汤、五指毛桃薏米猪骨汤、五指毛桃海底椰炖水鸭、五指毛桃茯苓汤、五指毛桃四神汤。

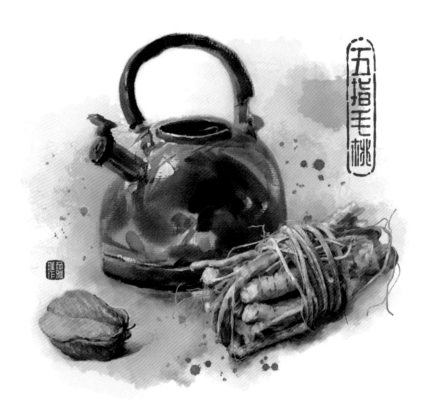

【食材档案】五指毛桃是闽南地区常用草药，闽南话称为"山狗狼佛""土黄芪"。主产于广西、广东、福建和云南等地，是我国民族民间用药之一。清代何克谏《生草药性备要》始载，此后《植物名实图考》《岭南采药录》《全国中草药汇编》《中药志》《中华本草》等均有记载。五指毛桃为药食同源佳品，性温不燥，补气不助热，作用温和，味道馥郁，深受人们喜爱，闽南人自古以来就有采挖五指毛桃根煲鸡、煲猪骨、猪脚汤的习惯。五指毛桃煲汤味道鲜美、气味芳香、营养丰富，具有很好的保健作用，对支气管炎、气虚、食欲不振、贫血、慢性胃炎及产后少乳等病症有一定的食疗作用。

五指毛桃兼具利水湿、舒筋络的功效，是闽南暑湿季节调理心脾、舒解疲劳的最佳选择。在临床上，五指毛桃还有舒筋活络、行气固表的作用，能提高免疫力。无论是临床用药还是食疗养生，国医大师邓铁涛教授均喜用五指毛桃，可谓是宠爱有加。邓老善用其治疗重症肌无力，认为，五爪龙即五指毛桃根，有南芪之称，此药性味和平，益气而不提气，扶正而不碍邪，虽有外邪亦不忌，曰："五爪龙，益气补虚功同黄芪（北芪），虽补气之力不及北芪，但不温不燥，药性温和，补而不峻，尤宜虚不受补之患者。"

九、 车前草

【别　　名】虾蟆草、打官司草、猪耳朵草、山厚末。

【来　　源】车前科植物车前 *Plantago asiatica* L. 或平车前 *Plantago depressa* Willd. 的干燥全草。

【性味功效】甘，寒。清热利尿通淋，祛痰，凉血，解毒。用于热淋涩痛，水肿尿少，暑湿泄泻，痰热咳嗽，吐血衄血，痈肿疮毒。

【服食方法】泡茶、煲汤、煮粥等。

【注意事项】车前草不能长期服用，多吃会伤肾、伤胃、伤肝；虚滑精气不固者禁用；孕妇不宜使用；凡内伤劳倦，阳气下陷，肾虚精滑及内无湿热者应慎服车前子。

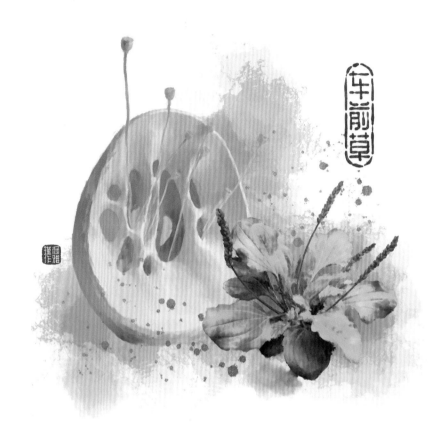

【代表药膳】车前草竹叶茶、车前草冰糖饮、车前草马齿饮、车前草金
　　　　　　钱草炖鱼、车前草玉米须粥。

【食材档案】2000 多年前，《诗经·芣苢篇》记载的"芣苢"，就是车
　　　　　　轱辘菜，名车前草，又名牛甜菜、医马草、车轮菜等，是
　　　　　　一种极普通的野菜。江西谓之牛耳朵，因叶片像水牛的两
　　　　　　只大耳朵，河北因其为牛之佳料，称牛舌草；江苏有些地
　　　　　　方又称蛤蟆衣；生于朝鲜山地的名查真扎；长在内蒙古草
　　　　　　原的叫塔日马。此草喜长道边及牛马迹中，有当道、车前、
　　　　　　牛遗等名称。车前草自古被当作药物使用，经历代民间医
　　　　　　家流传，发掘整理，味甘性寒，具清热利尿、镇咳、祛痰、
　　　　　　止泻、明目、凉血、解毒之功效，为利水消肿、排石通淋
　　　　　　要药。

车前草性偏寒，味道较甘甜，边缘为波状，有不明显钝齿。车前草的食用部分含有蛋白质、脂肪、多种维生素和矿物质，还含有桃叶珊瑚苷、毛蕊花糖苷、大车前苷等药用成分；叶片具抗菌作用。车前草是人们生活中常见的一种植物，也是一味很好的药食两用食材，常以鲜品入膳。鲜嫩的车前草去根洗净，用开水稍烫后，再用凉水浸泡一下，把水沥干，可凉拌、炒食和煲汤。一些地方将车前草嫩叶和大米一起做成翡翠凉粉，暑日食之，清凉消暑，满口生香。

牛大力

【别　　名】甜牛大力、猪脚笠、山莲藕、金钟根、倒吊金钟、大力薯。

【来　　源】豆科植物美丽崖豆藤 *Millettia speciosa* Champ. 的根。

【性味功效】甘，平。归肺经、脾经、肾经。补脾润肺，舒筋活络。用于腰肌劳损，风湿性关节炎，肺热、肺虚咳嗽，肺结核，慢性支气管炎，慢性肝炎，遗精，白带异常。

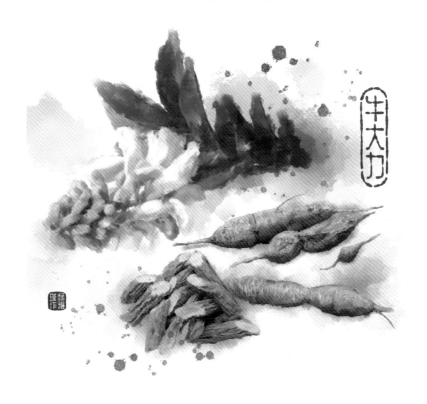

【服食方法】煲汤、泡酒、泡茶等。

【注意事项】牛大力可养生，不宜大量服用；过敏人群及血少、燥热者不宜服用。

【代表药膳】牛大力五指毛桃骨头汤、牛大力千斤拔猪骨汤、牛大力杜仲猪骨汤、牛大力泡酒、牛大力煲猪腱。

【食材档案】牛大力是药食同源植物，全年均可采收，秋天采收功效最佳。牛大力的药用历史，可追溯到明末清初，何克谏在《生草药性备要》记载有牛大力，文中其名大力牛，曰"壮筋骨，解热毒，理内伤，治跌打。浸酒壮肾"。

岭南地区对于牛大力的应用，偏于医学治疗，多添加于汤羹、药酒，日常进补以强身健体。《陆川本草》记载："清肺止咳，清凉解毒。治咳血，痢疾，温病身热口渴，头昏。"牛大力虽是岭南地区特色道地药材，在福建闽南地区，人们也常用牛大力制作药膳、药酒。它补而不燥，是一味药食同源中药。随着人们生活水平的提高，保健意识的逐渐增强，牛大力等一些具有保健功能的中药深受人们青睐。

十一、公石松

【别　　名】异色血叶兰、石蚕、石上藕、江石松。

【来　　源】兰科植物血叶兰 *Ludisia discolor* (Ker-Gawl.) A. Rich. 的全草。

【性味功效】甘，寒。清热凉血，生津降火，利水通络，止咳。用于阴虚劳损，咳嗽，潮热骨蒸盗汗，脾胃虚弱，肝脾肿大及血热毒盛引起口疮咽痛斑疹等。

【服食方法】凉拌、炒肉、煲汤、泡茶等。

【注意事项】脾胃虚寒及大便溏泄者慎服。

【代表药膳】公石松炖鲍鱼汤、公石松炖鸡汤、公石松冰糖茶。

【食材档案】公石松在闽南民间是一味颇具地方特色的草药。当地民间医生认为，其味甘、微涩，性凉，具有清热凉血、生津降火、利水通络、止咳等作用，可治疗高热不退、咽喉肿痛、脾胃病、疮毒和炎症等，民间常用于治疗脱肛。在漳州，其药用价值备受当地百姓推崇，用于食疗或是治病，可谓是一味药食两用的地道名贵草药。

公石松是闽南民间称谓，具有浓厚的闽南地方特色。但该名称在历代本草中未见记载，其名称及药用历史皆有待考证。从目前收集到的资料看，唯一能体现公石松药用历史的当数保生大帝的慈济宫药签。保生大帝吴夲，北宋闽南民间名医，是闽台地区最有影响的医神。龙海区供奉吴夲的慈济宫中保存着一套冠有吴夲之名的"药签"，是现存有关吴夲的宝贵医药资料，长期以来在民间广为流传，颇有效验。有人查阅了白礁慈济宫的药签及签解，签解中明确记载"公石松（一名江石松）"，闽南方言中，"公石松"与"江石松"发音十分相似，这可能也是造成该别名的原因所在。

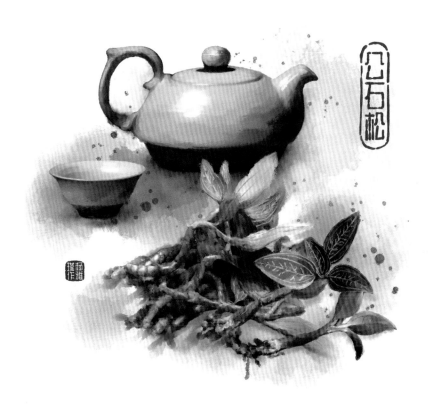

十二、 巴戟天

【别　　　名】巴戟、三角藤、兔仔肠、鸡肠风、三蔓草、不凋草。

【来　　　源】茜草科植物巴戟天 *Morinda officinalis* How 的干燥根。

【性味功效】甘、辛，微温。补肾阳，强筋骨，祛风湿。用于阳痿遗精，
　　　　　　　宫冷不孕，月经不调，少腹冷痛，风湿痹痛，筋骨痿软等。

【服食方法】煲汤、泡酒、煎服等。

【注意事项】本品属温阳之品，有口渴口干、小便黄赤等热性症状者不
　　　　　　　宜服用。

【代表药膳】巴戟天杜仲山药羊排骨汤、巴戟天杜仲猪蹄汤、巴戟天酒、
　　　　　　　巴戟苁蓉鸡、巴戟杜仲黑豆煲猪尾等。

【食材档案】巴戟天，"四大南药"之一，名字霸气，药效和名字贴合，
　　　　　　　是非常好的补肾助阳药。寒冬叶子不凋零，肥厚翠绿，又
　　　　　　　叫"不凋草"，也称"南国人参"，民间有"北有人参南

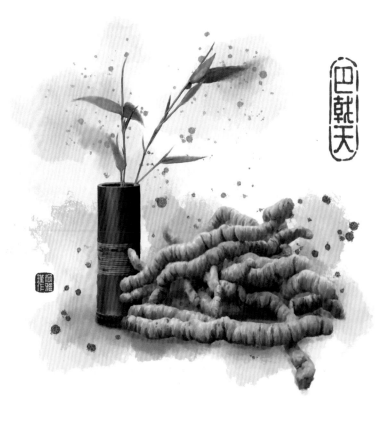

有巴戟天"的说法，是补肾阳的代表性药材。《神农本草经》将巴戟天列为上品，谓之："味辛微温。主大风邪气，阴痿不起，强筋骨，安五脏，补中，增志，益气。生山谷。"《本草纲目》曰："治脚气，去风疾，补血海。"

临床上，巴戟天有补助肾阳、祛除风湿的功效，对肾虚引起的阳痿不举、宫冷不孕，以及小便频繁等疾病均有辅助治疗效果。《景岳全书》曰："味甘微温，阴中阳也。虽曰足少阴肾经之药，然亦能养心神，安五脏，补五劳，益志气，助精强阴。治阴痿不起，腰膝疼痛，及夜梦鬼交，遗精尿浊，小腹阴中相引疼痛等证。"《本草求真》："巴戟天专入肾。……据书称为补肾要剂，能治五痨七伤，强阴益精，以其体润故耳……然气味辛温，又能祛风除湿，故凡腰膝疼痛、风气脚气水肿等症，服之更为有益。"

十三、艾　叶

【别　　名】冰台、灸草、蕲艾、甜艾、狼尾蒿子、香艾、野莲头等。

【来　　源】菊科植物艾 *Artemisia argyi* Lévl. et Vant. 的干燥叶。

【性味功效】辛、苦，温；有小毒。温经止血，散寒止痛；外用祛湿止痒。用于吐血，衄血，崩漏，月经过多，胎漏下血，少腹冷痛，经寒不调，宫冷不孕；外治皮肤瘙痒。

【服食方法】捣汁，入药膳佐料，煮粥，制作青团等。

【注意事项】本品药性温燥，阴虚血热者慎用；有小毒，不可过量服用。

【代表药膳】艾香面条、艾蒿枣泥青团、艾蒿陈皮汤、枸杞子艾蒿粥、枸杞子艾蒿粥。

【食材档案】在我国，艾叶用于防病治病已有 3000 多年历史。春秋时期的诗歌总集《诗经》中记载："彼采艾兮，一日不见，如三岁兮。"战国时期诗人屈原《离骚》中载有"户服艾以盈要兮，谓幽兰其不可佩"；至梁代，陶弘景《名医别录》中将艾叶作为药物正式使用；明代李时珍《本草纲目》对艾叶描述："艾叶能灸百病。"《本草从新》说："艾叶

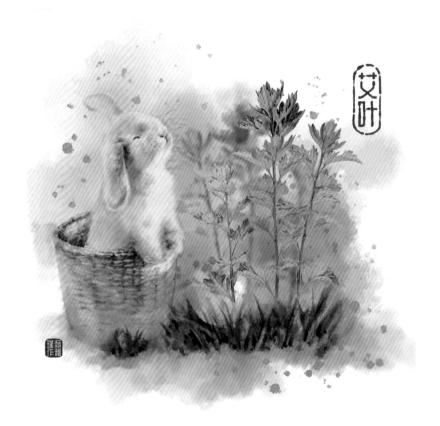

苦辛，生温，熟热，纯阳之性，能回垂绝之阳，通十二经，
走三阴，理气血，逐寒湿，暖子宫，……以之灸火，能透
诸经而除百病。"说明艾叶作施灸材料，有通经活络、祛
除阴寒、消肿散结、回阳救逆等功效。现在，无论民俗，
还是药用，艾叶都大受欢迎。

艾叶防病治病、保健养生的作用，除艾灸外，还可食疗。
唐代便有其食疗记载，如《食疗本草》用艾面制丸，用
治"冷气""冷痢"等。艾草是古人重要的驱蚊原料，其
茎、叶都含有挥发性芳香油，芳香奇特，可驱蚊蝇、虫蚁，
净化空气。据《荆楚岁时记》记载，南北朝时，"端午四
民踏百草，采艾以为人，悬之户上，禳毒气"。南宋诗人
陆游《熏蚊效宛陵先生体》诗称："泽国故多蚊，乘夜吁
可怪。举扇不能却，燔艾取一快。"现代人常将艾叶单独
做成艾叶饼，美容养颜，治疗感冒，也可和母鸡一起熬汤，

补血补气。另外艾叶还可以和鸡蛋同煮，改善女性月经不调。艾草食用时建议先用开水焯去苦味。

十四、石仙桃

【别　　名】石上莲、双叶石橄榄、石橄榄、石穿盘、小扣子兰、大吊兰、浮石斛。

【来　　源】兰科植物石仙桃 *Pholidota chinensis* Lindl. 假鳞茎或全草入药。

【性味功效】甘、微苦，凉。养阴润肺，清热解毒，利湿，消瘀。用于肺热咳嗽，咳血，吐血，眩晕，头痛，梦遗，咽喉肿痛，风湿疼痛，湿热浮肿，痢疾，白带异常，疳积，瘰疬，跌打损伤。

【服食方法】煲汤。

【注意事项】石仙桃性凉，腹部冷痛和腹泻便溏者慎服。

【代表药膳】石仙桃炖猪肚、石仙桃猪肺汤、石仙桃龙骨汤、石仙桃雪梨汤、石仙桃小肠汤。

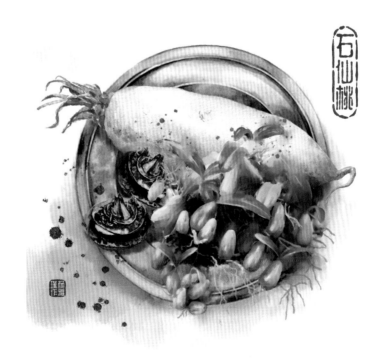

【食材档案】石仙桃最早记载于《生草药性备要》，为多年生草本。石仙桃是一种不起眼的食材，却是福建、广东人餐桌上、汤锅里的常客。石仙桃营养价值高，富含皂苷、挥发油及多种糖类、氨基酸和维生素等，有养阴润肺、清热解毒、利湿、消瘀等作用。石仙桃大多与家禽、肉类一起煲汤佐餐，其色明味香，是民间流行的保健美容四季皆宜的药膳，对许多疾病有预防或缓解作用，如石仙桃炖猪肚对胃痛有良好的治疗作用。石仙桃在临床上可治疗高血压、头晕和各种原因引起的头痛，特别是石仙桃提取物单方制剂头痛定糖浆，对治疗神经功能性头痛、脑震荡后遗症有着较好的临床疗效。

十五、 龙眼肉

【别　　名】龙眼、桂圆、圆眼、益智、蜜脾、川弹子。

【来　　源】无患子科植物龙眼 *Dimocarpus longan* Lour. 的假种皮。

【性味功效】甘，温。补益心脾，养血安神。用于气血不足，心悸怔忡，健忘失眠，血虚萎黄。

【服食方法】泡茶、煲粥、浸酒或制膏，与鸡、鸭煲汤服用，每日 9~15g，大剂量 30~60g。

【注意事项】患有痤疮、痈疽疔疮、盆腔炎、尿道炎、月经过多，或内有郁火、痰饮气滞及湿阻中满者忌用；脾胃虚弱、恶寒发热、舌苔厚腻、痰阻中焦、水饮内停者不宜服食；孕妇，尤其是妊娠早期及糖尿病患者不宜多服；本品的伪品"疯人果"有毒，须分辨之。

【代表药膳】龙眼莲子猪心汤、龙眼肉粥、龙眼肉枸杞子蒸母鸡、龙眼肉杏仁汤、龙眼肉大枣银耳羹。

【食材档案】龙眼肉药用历史悠久，被人们推崇为"果中圣品"，老弱妇孺皆宜。《神农本草经》曰："久服强魄聪明，轻身不老，通神明。"《本草纲目》记载其有"开胃健脾，补虚益智"的作用。明代黄承昊《折肱漫录》说："其能补心脾，功

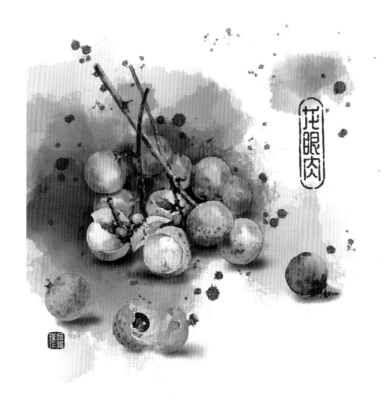

与人参并。"从古至今，它是一味补血安神的重要药物，这可能与龙眼含糖量高，且所含之糖是易消化吸收的单糖，可被人体直接吸收有关。故体弱贫血、年老体衰、久病体虚者，经常吃龙眼有补益作用；妇女产后，龙眼也是重要的调补食品。

龙眼是我国历史上推崇的四大名果之一，新鲜的龙眼，肉质鲜嫩，汁多甜蜜，美味可口。鲜龙眼烘干或晒干，取肉去核晒至干爽不黏即为中药的龙眼肉。因其含铁及维生素丰富，可以减轻子宫收缩及宫体下垂感。妇女产后、体虚乏力、贫血等问题，用龙眼肉加当归、枸杞、大枣（去核）炖鸡；或每日食用龙眼肉煮鸡蛋，可活血调经，促进体力恢复。国外学者在研究龙眼时发现，其含有一种抗衰老的活性成分，与我国现存最早的药学专著《神农本草经》所言"龙眼有轻身不老"之说相吻合，故有人认为，龙眼是具有较好开发潜质的抗衰老食品。

十六、生　姜

【别　　名】姜根、黄姜、百辣云、勾装指、因地辛、炎凉小子、鲜生姜。

【来　　源】姜科植物姜 *Zingiber officinale* Rosc. 的新鲜根茎。

【性味功效】辛，微温。解表散寒，温中止呕，化痰止咳，解鱼蟹毒。
用于风寒感冒，胃寒呕吐，寒痰咳嗽，食鱼蟹中毒等。

【服食方法】可鲜食或用于腌渍、糖渍等，也可加工制成姜干、姜粉、
糖姜汁、姜油、姜酒等成品。

【注意事项】凡属阴虚火旺、目赤内热者，或患有痈肿疮疖、肺炎、肺脓
肿、肺结核、胃溃疡、胆囊炎、肾盂肾炎、糖尿病、痔疮
者，不宜长期食用生姜；不宜吃腐烂的生姜，因腐烂的生
姜会产生毒性物质，可使肝细胞变性坏死，诱发肝癌、食
道癌等。

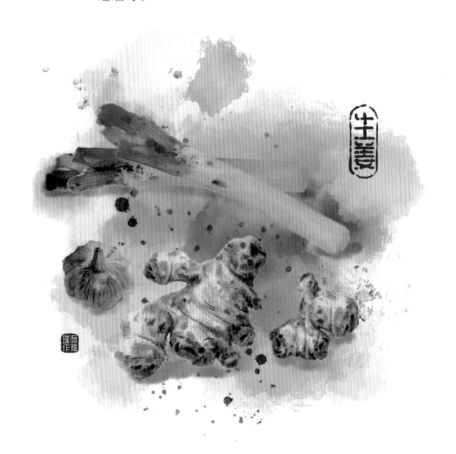

【代表药膳】姜糖苏叶饮、鲜姜萝卜汁、姜茶乌梅饮、姜橘椒鱼羹、当归生姜羊肉汤。

【食材档案】自古以来，生姜就是一味常用中药，《神农本草经》早有记载。古代许多方剂都用到了生姜，汉代名医张仲景《伤寒杂病论》用到生姜的方剂约68首，或配半夏降逆止呕，或配陈皮宣发胃阳，或配紫苏开散郁气，或配大枣健脾和血。凡外寒解表，内寒温中，生姜都是首选药材。明代李时珍《本草纲目》赞赏姜有多种用途："姜，辛而不荤，去邪辟恶，生啖熟食，醋、酱、糟、盐、蜜煎调和，无不宜之。可蔬可和，可果可药，其利博矣。凡早行山行，宜含一块，不犯雾露清湿之气，及山岚不正之邪。"

生姜有独特辛辣芳香气味，不仅是常用的调味品，能使各种菜肴鲜美可口、味道清香，它还是常用食疗佳品，疗效较为显著。生姜可做姜汤、姜粥，炒菜时放点姜丝，炖肉煎鱼加姜片，做馅时加点姜末。生姜的辣味成分主要有姜酮、姜醇、姜酚3种，它们有一定的挥发性，能增强和加速血液循环，刺激胃液分泌，助消化，有健胃功能。吃饭不香或饭量减少时吃上几片姜或者在菜里放上一点嫩姜，能改善食欲，增加饭量，俗话说"饭不香，吃生姜"。生姜还具有发汗解表、温中止呕功效，着凉、感冒时熬姜汤喝，有很好的治疗作用，生姜还可治晕车晕船。生姜又是治疗恶心、呕吐的传统中药，有"呕家圣药"之誉。生姜的姜辣素经消化吸收后，能产生抗衰老过氧化物歧化酶，抑制体内脂褐质色素产生和沉积，延缓细胞衰老。因此，中老年人膳食中适量吃点生姜和姜制品，可以防病抗衰老。

十七. 白凤菜

【别　　名】片仔癀草、白担当、肝炎草、土三七。

【来　　源】菊科植物白凤菜 *Gynura formosana* Kitam. 的全草。

【性味功效】甘、淡，凉。消炎退热，祛毒利尿，降血压。用于肝炎，

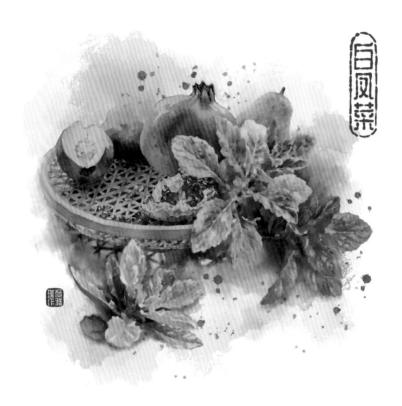

肝硬化，肺炎，肺癌，高血压，发热感冒，肾炎，水肿，便秘，肠炎；外用于损伤，跌打，毒虫咬伤和无名肿毒。

【服食方法】炒食、榨汁、煮水、煲汤等。

【注意事项】因其性凉，肾功能不全及胃寒患者慎食或禁食。

【代表药膳】白凤菜炒肉丝、白凤菜煮水、白凤菜果汁、白凤菜冰糖饮。

【食材档案】白凤菜别名片仔癀草，俗名肝炎草，因先民以之作菜，故有白凤菜名。片仔癀草是漳州民间钟爱的一种草药，气味清香，甘中有苦，营养丰富，食味鲜美，有清热排毒之功用。漳州人喜爱在各种水果中加入片仔癀草榨汁作为夏日饮品，使果汁的甘甜盖过草药的微苦，喝后，草药的甘甜会久久留于口中。

白凤菜性凉、味甘淡、无毒，其嫩茎和嫩叶可以食用，具有抗菌、消炎、抗癌、抗病毒、降血糖、降血压、降血脂等药理作用，有类似"片仔癀"之功效，故名片仔癀草。

它对高血压、高血脂、冠心病、动脉硬化、泌尿系统疾病、消化道系统疾病均有辅助治疗作用，适宜孕妇、乳母、儿童、青少年、老人、更年期妇女等食用，为常用保健药膳草药。民间常将其作为蔬菜清炒、凉拌，或与瘦肉一起炒食以增加美味。

十八、白茅根

【别　　名】丝茅草、白茅草、茅草根、兰根、茹根、地菅。

【来　　源】禾本科植物白茅 *Imperata cylindrica* Beauv. var. *major* C. E. Hubb. 的干燥根茎。

【性味功效】甘，寒。凉血止血，清热利尿。用于血热吐血，衄血，尿血，热病烦渴，湿热黄疸，水肿尿少，热淋涩痛。

【服食方法】煮粥、泡茶、煲汤等。

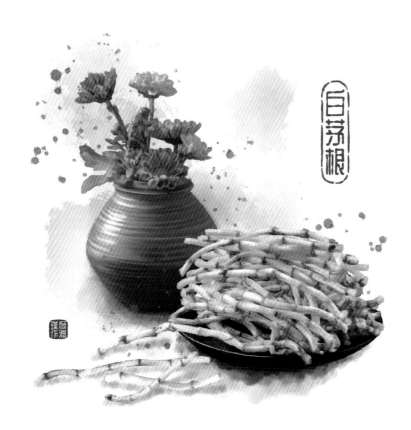

【注意事项】脾胃虚寒及虚寒性吐血、呕吐者等慎用，孕妇忌用。

【代表药膳】茅根粥、白茅根瘦肉汤、茅根胡萝卜甘蔗瘦肉汤、白茅根甘蔗甜饮、跌打内伤出血调养方。

【食材档案】白茅根始载于《神农本草经》，《名医别录》列为中品。李时珍《本草纲目》曰："茅有数种，夏花者为茅，秋花者为菅，二物功用相近，而名谓不同。"又曰："茅有白茅、菅茅、黄茅、香茅、芭茅数种，叶皆相似。白茅短小。三四月开白花，成穗。结细实，其根甚长，白软如筋，而有节。味甘。俗呼丝茅。《本经》所用茅根也。"

白茅根临床应用广泛，有补中益气、生津止渴、凉血止血、利尿消肿的功效，用于治疗肾衰竭、急慢性肾炎、感冒、急慢性扁桃体炎、小儿外感发热日久不退、白血病、再生障碍性贫血、血小板减少性紫癜、酒毒、小便不利或者下焦湿热引起的尿血、鼻出血、牙龈出血、咳血、热喘等。鲜白茅根为药食同源药材，熬粥喝或者代茶饮，具有利水消肿、清热凉血功效。

十九、百　合

【别　　名】野百合、喇叭筒、山百合、药百合、家百合、蒜脑薯。

【来　　源】百合科植物卷丹 *Lilium lancifolium* Thunb.、百合 *Lilium brownii* F. E. Brown var. *viridulum* Baker 或细叶百合 *Lilium pumilum* DC. 的干燥肉质鳞叶。

【性味功效】甘，寒。养阴润肺，清心安神。用于阴虚燥咳，劳嗽咳血，虚烦惊悸，失眠多梦，精神恍惚。

【服食方法】泡茶、煲汤、煮粥等。

【注意事项】脾胃虚弱、虚寒、风寒导致的咳嗽患者不宜食用。百合虽为药食同源佳品，但不宜长时间、大剂量食用。若需大剂量养生，建议向中医师咨询。

【代表药膳】百合雪梨汤、百合银耳莲子汤、鲜百合莲子桂圆茶、百合绿豆粥、百合马蹄雪梨羹。

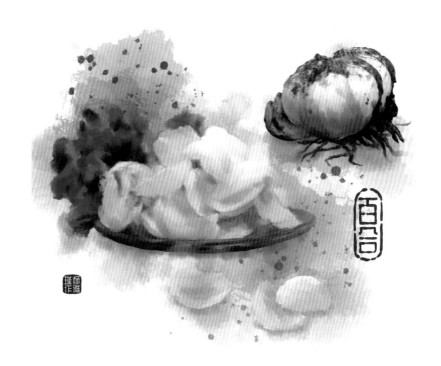

【食材档案】百合属于补阴类中药，入心、肺经，味甘性寒，有养阴润肺、清心安神功效，常用于治疗阴虚久咳、劳嗽咳血、虚烦惊悸、失眠多梦及精神恍惚等症。《神农本草经》曰："主邪气腹胀、心痛。利大小便，补中益气。"《药性论》曰："除心下急、满、痛，治脚气，热咳逆。"《上海常用中草药》曰："治肺热咳嗽，干咳久咳，热病后虚热，烦躁不安。"百合是卫生部审批通过的首批药食两用品，主要营养成分有蛋白质、淀粉、多糖和无机盐等，常用于食疗保健，具有止咳平喘、降血糖、抗肿瘤、改善睡眠、提高免疫力、预防老年痴呆等作用。临床上，百合也有着广泛的应用，与款冬花配伍，如百花膏（《济生方》）可治阴虚肺燥有热之干咳少痰、咳血或咽干音哑等症；与生地黄、玄参、桔梗、川贝母等清肺、祛痰药同用，如百合固金汤（《慎斋遗书》）可治肺虚久咳，劳嗽咳血；与麦冬、酸枣仁、丹参等清心安神药同用，可治虚热上扰，失眠等。

二十、肉 桂

【别　　名】筒桂、大桂、辣桂、玉桂、牡桂、紫桂、桂皮、桂。

【来　　源】樟科植物肉桂 *Cinnamomum cassia* Presl 的树皮。

【性味功效】辛、甘，大热。补火助阳，引火归原，散寒止痛，温通经脉。用于阳痿宫冷，腰膝冷痛，肾虚作喘，虚阳上浮，眩晕目赤，心腹冷痛，虚寒吐泻，寒疝腹痛，痛经经闭。

【服食方法】水煎服、研粉、泡茶、煲汤、煮粥等，常入药膳佐料。

【注意事项】阴虚火旺，里有实热，血热妄行出血者及孕妇忌用；不宜与赤石脂同用；凡温病、暑病、阳明热燥证当禁用；若无超剂量使用肉桂经验，则按《中国药典》限量使用；若需超剂量使用，须从小剂量开始，逐渐递增，以免发生不良反应。

【代表药膳】肉桂生姜羊肚汤、羯羊肉桂汤、肉桂陈皮茶、肉桂玫瑰红糖茶、肉桂粥。

【食材档案】肉桂为樟科植物肉桂的干燥树皮，树皮芳香，可作香料。肉桂是补火助阳、散寒止痛、温经通脉的温里药，又是药

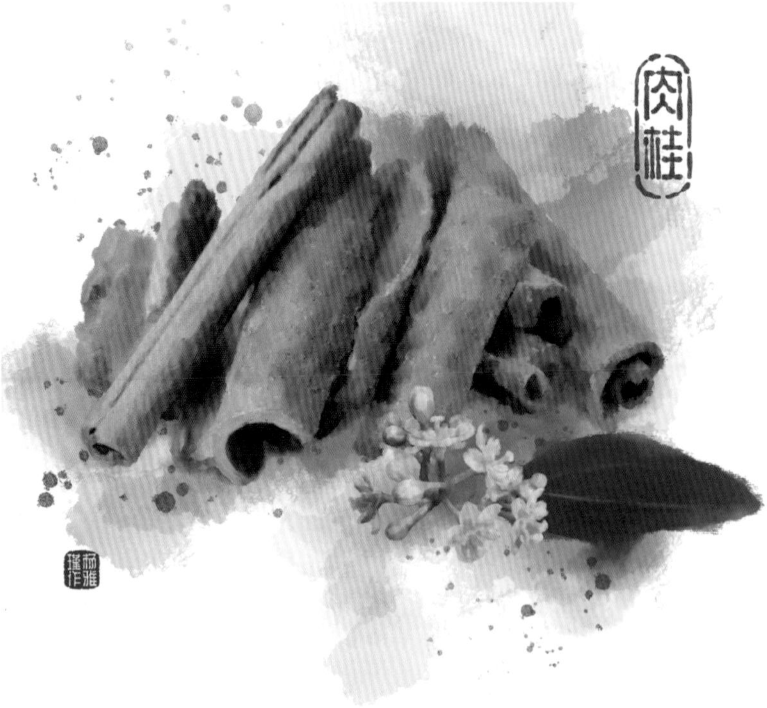

食两用的上品中药，古今临床应用广泛。肉桂最早记载于《神农本草经》，列为上品，其称为"牡桂""菌桂"。可强心脏、除积冷、通血脉，凡虚火上浮，如牙痛、咽痛、心胃痛、霍乱呕吐等症，服之颇效。配伍姜附等，效力更大，有起死回生之功。阳虚肾寒、体质虚弱者，泡开水常服，能延年益寿；阴燥证服之，生津润燥，妙不可言，是临床和养生保健不可多得的一味好药。

民间常单用肉桂食疗治病，如夏季吃菌菇中毒、呕吐或泄泻，用肉桂 9~15g，研细泡水，服之可解；无论真假霍乱，吐泻交作，腹中绞痛，可用肉桂 9~15g 研细泡水，服之颇效，有益无损，继则延医诊治，此乃急救之法；如遇天时反常，发寒痧等，医药一时不便，以肉桂 3~15g 研细泡水，服之立效；山岚烟瘴之地，常吃肉桂末或泡水服，可免瘴气及霍乱吐泻等病；乘飞机车船眩晕呕吐时，吃肉桂末 1.5~3g 立效；中风不语，医药不及时，用肉桂 9~12g 泡水喂之，立效，得吐痰涎更妙；如牙痛、咽痛、心胃痛、恶心呕逆、舌苔白润、不渴饮者，肉桂 6~9g 泡水服颇效。

观音串

【别　　名】黄花倒水莲、黄花远志、观音花、倒吊黄花、鸡仔树、黄花金贵。

【来　　源】远志科植物黄花倒水莲 *Polygala fallax* Hemsl. 的根。

【性味功效】甘、微苦，平。益气补血，健脾利湿，活血化瘀。用于病后体虚，腰膝酸痛，跌打损伤，黄疸，水肿，月经不调。

【服食方法】煲汤、泡酒、泡茶等。

【注意事项】孕妇属特殊人群，黄花倒水莲有活血作用，慎用为宜；黄花倒水莲有补血益气作用，但不宜长期、大量服用。

【代表药膳】观音串炖鸡、观音串排骨汤、观音串党参龙骨汤、观音串茶。

【食材档案】黄花倒水莲为闽南地区民间百姓常用药物，又名观音串，有"土黄芪""土人参"之称，常用作党参、黄芪等替代

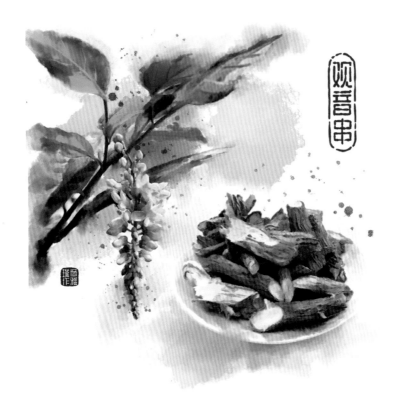

品，其药用历史悠久。据《全国中草药汇编》记载黄花倒水莲根或全株具有补益、强壮、祛湿、散瘀功效，可用于治疗虚弱浮肿、腰腿疼痛、慢性肝炎、跌打损伤等。它的根茎和花叶均可入药，其性平和，味略苦，具有补气益血和润肝降燥功效。观音串既可内服，也可外用，内服可治疗慢性肝炎、肾炎水肿、产后虚脱等症，外用可以治疗跌打损伤、关节肿痛、皮肤破损等。

黄花倒水莲亦是药食两用品，也是闽南山区非常有名的一味草药，适合用于老年人慢病调理。除此之外，观音串还有着很好的滋补作用，民间常用它和猪骨熬汤，味道鲜美可口，还能强健体魄。

老一辈山区客家人几乎都认识它，客家农村妇女生完小孩没几天就能下地劳作，很大程度上得益于它。客家地区农村，

生完小孩坐月子一定要喝 1~2 周黄花倒水莲炖鸡汤，具有
中医"生化汤"之功效，祛瘀又补虚。除此之外，黄花倒
水莲鲜叶捣烂敷患处还可以治疗外伤出血。

二十二、 余甘子

【别　　名】牛甘果、油柑子、回甘子、庵罗果、庵摩勒、庵婆罗果。

【来　　源】大戟科植物余甘子 *Phyllanthus emblica* L. 的干燥成熟果实。

【性味功效】甘、酸、涩，凉。清热凉血，消食健胃，生津止咳。用于
血热血瘀，消化不良，腹胀，感冒，咳嗽，喉痛，牙痛，
口干，痢疾等。

【服食方法】生吃鲜果、榨汁、煲汤或服食余甘制品。

【注意事项】脾胃虚寒者慎服，孕妇忌服。

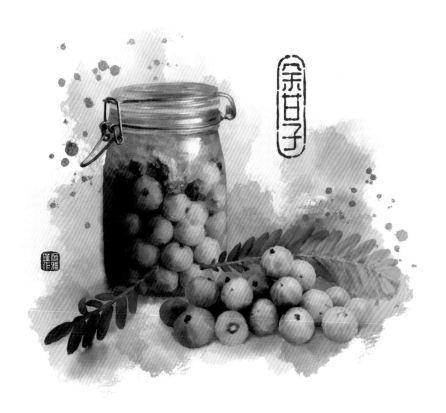

【代表药膳】余甘果汁、腌余甘子、余甘猪肺汤、余甘子银杏龙眼肉粥、余甘子蜜枣煲猪瘦肉。

【食材档案】余甘子与山楂、白榄并列为"世界三大杂果"，其营养成分丰富，硒含量为食物之冠。余甘子还是佛教三大果之一，深受大众青睐。在我国，余甘子作为药物使用初见于唐代，《新修本草》首对余甘子药用功效进行了详细描述。明朝余甘子逐渐成为日常食用果类。明朝人增加了两种余甘子食用方法，李时珍在《本草纲目》中写道"可蜜渍，盐藏"。盐藏就是把余甘子拍碎后，放入盐和辣椒，再倒入凉白开浸泡后食用；蜜渍则是把清洗后的余甘子放蜂蜜和白糖，腌制成果脯食用。用盐蒸食用应为悠久的吃法，除了《异物志》记载，《齐民要术》中也有类似说法，这种处理余甘子的方法流传至今。

余甘子是常见药食两用食材，常见做法是榨汁，与各种茶底混合，是时尚的余甘子茶饮。美食博主更是尝试各种搭配，如苹果余甘子茶、苦瓜余甘子茶、橄榄余甘子茶、余甘子铁观音、余甘子咖啡等。现代人把余甘子加工成糖果、果酱、果汁、罐头等，或做成泡腾片，随时冲泡饮用。在我国闽南、潮汕和云南等地，常将新鲜余甘子蘸上椒盐、辣椒粉，当作零食直接食用，消食化积。有的去核单取果肉，放在木臼里春成果泥，依口味差异，加入不同的调料食用。还有人用余甘子果实浸泡在米酒中，数天后饮用，消解油腻。福建、广东等地，有用余甘子制作成糖葫芦，经过糖浆"加持"，酸涩回甘的余甘子成为孩子爱吃的零食。

 二十三、 灵 芝

【别　　名】灵芝草、菌灵芝、木灵芝、三秀、芝、赤芝、红芝。

【来　　源】多孔菌科真菌赤芝 *Ganoderma lucidum* (Leyss. ex Fr.) Karst. 或紫芝 *Ganoderma sinense* Zhao, Xu et Zhang 的干燥子实体。

【性味功效】甘，平。补气安神，止咳平喘。用于心神不宁，失眠心悸，

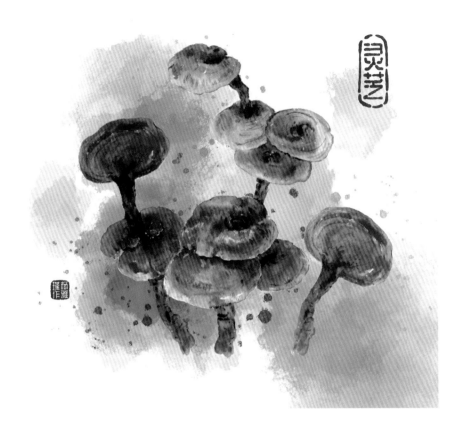

肺虚咳喘，虚劳短气，不思饮食。

【服食方法】水煎服、研粉、泡酒、泡茶、煲汤等。

【注意事项】实证者慎服；不盲目摄入灵芝，特别是过敏性体质人群，可能会出现轻微过敏反应，如皮肤瘙痒、胸闷或丘疹等。

【代表药膳】灵芝仔鸡、清蒸灵芝鹌鹑、灵芝炖乳鸽、灵芝银耳羹、灵芝鸭。

【食材档案】灵芝系名贵中药材。《神农本草经》记载有青芝、赤芝、黄芝、白芝、黑芝、紫芝等6种灵芝，并将灵芝列为上品，说灵芝能益精气，坚筋骨，好颜色，补肝气，安精魂，增智慧，久服能祛病强身和延年益寿。《列子》载，南芝（即灵芝）"煮百沸其味清芳，饮之明目，脑清，心静，肾坚。其宝物也"。《本草纲目》说灵芝"甘温无毒，主治耳聋，利关节，保神，益精气，坚筋骨，好颜色"。

灵芝，被誉为中药界的"仙草"，有很高的药用价值与营养价值，它富含营养成分及人体所需的元素。灵芝可以泡水、炖汤，做成各种药膳。如将灵芝切片，放入罐内，加水煎煮，一般煎煮 3~4 次，混合所有煎液，分次口服，有利于治疗甲状腺功能亢进、失眠、便溏、腹泻等症；另可单用研末吞服，或与当归、白芍、酸枣仁、柏子仁、龙眼肉等同用，用治气血不足、心神失养所致的心神不宁、失眠、惊悸、多梦、健忘、体倦神疲、食少等症。或单用，或与党参、五味子、干姜、半夏等益气敛肺、温阳化饮药同用治痰饮证，见形寒咳嗽、痰多气喘者，尤其对痰湿型或虚寒型疗效较好；或与山茱萸、人参、地黄等补虚药配伍，治虚劳短气、不思饮食、手足逆冷，或烦躁口干等症。

二十四、 陈　皮

【别　　名】桔皮、广陈皮、陈橘皮、新会皮、会皮、柑皮、贵老、橘皮、黄桔皮。

【来　　源】芸香科植物橘 *Citrus reticulata* Blanco 及其栽培变种的干燥成熟果皮。

【性味功效】苦、辛，温。理气健脾，燥湿化痰。用于脘腹胀满，食少吐泻，咳嗽痰多。

【服食方法】煲汤或煎汁服用，或作茶饮，也可煮粥等。

【注意事项】本品苦燥性温，易伤津助热，舌赤少津、内有实热、阴虚燥咳及咳血、吐血者慎用。

【代表药膳】行气健脾陈皮粥、健脾开胃陈皮瘦肉羹、虚寒胃痛陈皮鲫鱼、理气滋阴陈皮老鸭汤、陈皮黄芪粥。

【食材档案】陈皮作为一味理气、健胃、化痰的常用中药，能补能泻，既入药，又是食材或调味品，泡茶或煲汤，加了陈皮，味道就有了质的提升。生活中，无论是积食，还是脾胃不舒服，或感冒咳嗽，陈皮均可解决。明代李时珍《本草纲目》记载："橘皮，苦能泄能燥，辛能散，温能和，其治百病，总是取其理气燥湿之功。同补药则补，同泻药则泻，同升药则升，同降药则降。"陈皮和不同食物搭配，不仅可以制成美味药膳，还可以增加功效治疗疾病。

"千年药膳人人晓，百载陈皮瓣瓣强。理气止咳书药典，佳肴烹饪辅菜香。"这是文人墨客眼中的陈皮，字里行间流露着喜爱与赞美。陈皮，入药以陈久者为良，民间有"千年人参，百年陈皮"的说法，故民间谓"一两陈皮一两金，百年陈皮胜黄金"。随着存放时间的增加，陈皮会愈发甘、香、醇，药用价值也更高。陈皮用陈，南北朝时期陶弘景首次提出"凡狼毒、枳实、橘皮、半夏、麻黄、吴茱萸皆须陈久者良，其余须精新也"，即后世所谓"六陈"，历代医家和本草著作皆沿袭此说。

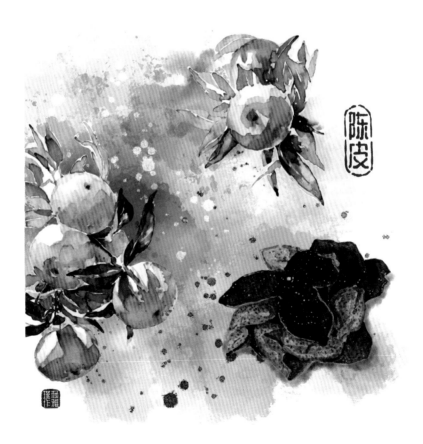

二十五、青　梅

【别　　名】酸梅、话梅、白梅、黄仔、果梅。

【来　　源】蔷薇科植物梅 *Prunus mume* Sieb. & Zucc. 的干燥近成熟果实。夏季果实近成熟时采摘，以盐腌制，干燥，习称"梅胚"；或以白米醋、盐腌制后湿用，习称"湿青梅"。

【性味功效】酸、涩，平。敛肺，利咽，生津，涩肠止泻，利筋脉。用于咽喉肿痛，喉痹，津伤口渴，泻痢，筋骨疼痛。

【服食方法】生吃，泡水，或腌制、蜜制，泡酒。

【注意事项】胃病特别是胃酸分泌过多的患者不宜食用；外感咳嗽者也不宜食用，以免加重病情；湿热泻痢者亦不宜食用。

【代表药膳】青梅玫瑰糕、酸梅汤、青梅膏、雪梨百合青梅粥、青梅排骨鲫鱼汤。

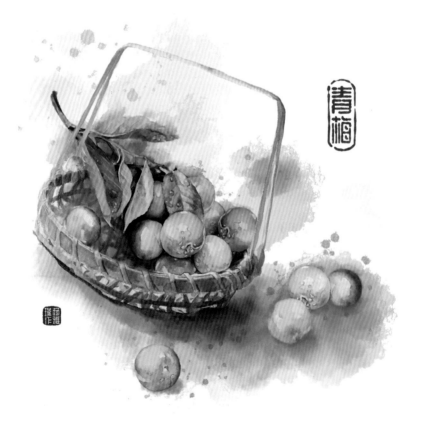

【食材档案】青梅，果形椭圆形，果皮浅青绿色，成熟果黄色，果肉厚、核小、果肉细脆，香气醇厚，风味独特，酸中带甜。青梅原产于中国，主要分布于我国浙江、江苏、广东、广西、湖南、云南、福建、台湾等地，是我国的特产果树。青梅的药用历史悠久，张仲景在《伤寒杂病论》中指出青梅具有"止咳、止痛"等功效。《神农本草经》记载："味咸，平。主下气，除热，烦满，安心，肢体痛，偏枯不仁死肌，去青黑痣，恶疾。"《本草纲目》中也明确记载："梅，花开于冬而熟于夏，得木之全气，故其味最酸……乌梅、白梅所主诸病，皆取其酸收之义。"

作为药食两用的健康食品，青梅果实营养丰富，含有多种的有机酸、氨基酸、酚类及人体必需的微量元素，此外，其果实还含有超氧化物歧化酶、黄酮等成分。已有研究发现，青梅具有抗菌、抗氧化、助消化、抗肿瘤、护肝、抗疲劳、调节酸碱平衡等作用。当代人将青梅制成青梅膏和酸梅汤、青梅酒、青梅醋、话梅，祛暑爽心，生津止渴，有助消化，是夏天酸甜冰凉的回忆。青梅经干燥熏制后即成乌梅，为食药之宝，古人常有"梅能避当日之难"的说法。另，青梅还是古人用来调配酸味的调料；在醋出现之后，青梅以水果或者果脯的形式走上人们的餐桌。

二十六、 虎尾轮

【别　　名】狐狸尾、猫尾草、老虎尾、通天草、古钱窗草、铁金铜、狗尾射。

【来　　源】豆科植物猫尾射 *Uraria crinita* (L.) Desv. ex DC. 的根。

【性味功效】甘、微苦，平。清肺止咳，散瘀止血。用于肺热咳嗽，肺痈，积聚，乳痈，脱肛，子宫脱垂，吐血，尿血，外伤出血。

【服食方法】煲汤、煮水、泡酒等。

【注意事项】肺热咳嗽者忌用，孕妇慎服。

【代表药膳】虎尾轮炖猪肚、虎尾轮根（猪肚）番鸭汤、虎尾轮鼠曲草汤、虎尾轮猪脚汤、虎尾轮鸡汤。

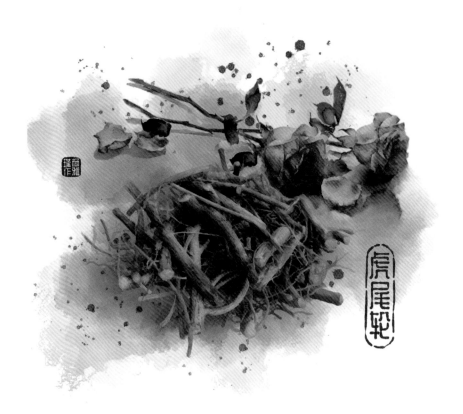

【食材档案】虎尾轮又名石参，民间有"石参根香又香，能治五痨与七伤""北有人参，南有石参"之说。它是闽南地区颇具地方特色的民间草药，《闽南民间草药》载"润燥解热，消痈解毒"，《广西中草药》载"散瘀止血，清热止咳"，治吐血、咳血、尿血、刀伤出血、肺热咳嗽、子宫脱垂、脱肛。虎尾轮之名最早见于福建省龙溪专区中医研究所编印的《闽南民间草药》（1959年），后多部药学书籍均有记载，1999年正式载入《中华本草》。

在闽南地区，虎尾轮至少有60多年应用历史，药效确切，应用普遍。在漳州，其清热泻火药用价值备受当地百姓推崇，菜市场或生草药铺均可购买。日常多炖煮汤或水煎汤。漳州民间多用作鸡、鸭、猪肚等的佐料，乃汤中精品。其中虎尾轮炖猪肚是一道治疗胃及十二指肠溃疡药膳佳品，疗效甚好，广受认可。20世纪70年代《实用中草药》载：

"虎尾轮为药材通称，亦名虫草（东山、云霄、漳浦）、通天草（漳州）、鼠尾癀（诏安）。性平，味甘，活血通络，理气和中。适应症，胃及十二指肠溃疡，肺结核，白带，关节炎，小儿疳积。鲜根一至二两。"类似的记载，在《福建药物志》《龙湫本草》《闽南青草药》多有报道。可见，虎尾轮在闽南乃至福建地区应用广泛，常用虎尾轮根煲汤，作为药膳，预防、治疗疾病，强身健体。

二十七、 金线莲

【别　　　名】金线兰、金草、鸟人参、金耳环、金线虎头蕉。

【来　　　源】兰科植物金线莲 *Anoectochilus roxburghii* (Wall.) Lindl. 的全草。

【性味功效】甘，凉。清热凉血，除湿解毒。用于肺热咳血，肺结核咳血，尿血，小儿惊风，破伤风，肾炎水肿，风湿痹痛，跌打损伤。

【服食方法】煲汤、泡水等。

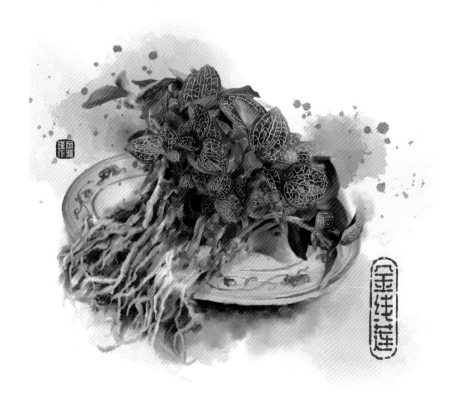

【注意事项】脾胃虚寒、大便溏泄者慎用；孕妇忌用。

【代表药膳】金线莲炖瘦肉、金线莲炖猪肚、金线莲猪心汤、金线莲兔肉汤、金线莲炖水鸭、金线莲土鸡汤、金线莲炖排骨。

【食材档案】金线莲叶脉似"金线"，交织成网，叶基部鞘状抱茎形成鞘节，质地厚实、挺拔似"莲"而得名。金线莲为兰科开唇兰属多年生草本植物，药食两用，男女老少皆宜，素有"药王""金草""神药"等美称，是一味名贵草药。野生金线莲生长于人迹罕至的深山老林，喜阴凉潮湿，尤喜常绿阔叶林木沟边、石壁、土质松散、腐殖质丰富的潮湿地，以温度 18~20℃、海拔 600~800m 最为适宜。目前市场上流通的多为林下仿生态种植的金线莲。

金线莲常用于提高免疫力、抗肿瘤、保肝护肝、降血脂、降血压、降高尿酸、降血糖、辅助抗动脉硬化及脑血栓、抗病毒、治重症肌无力、祛除青春痘和雀斑等。金线莲干品常用量为 6~20g，与瘦肉、骨类、鸡肉等禽类、鱼类蒸炖，或直接水煎代茶频饮，渣可嚼服。民间各地金线莲用药略有不同。闽西地区（宁化、清流、泰宁等县）多用于小儿高热不退、惊风等；闽中地区多用于消炎镇痛，治疗胆结石、胆道炎等；闽东地区多用于祛风湿、通经络、养血、通痹，治疗风湿骨节病、腰膝痹痛等；闽南地区多用于治疗肾炎、膀胱炎、糖尿病等，还是一味理想的凉茶饮品，可制作风味药膳。

 二十八、　金钱草

【别　　名】大金钱草、路边黄、遍地黄、铜钱草、一串钱、寸骨七、神仙对坐草、蜈蚣草。

【来　　源】报春花科植物过路黄 *Lysimachia christinae* Hance 的干燥全草。

【性味功效】甘、咸，微寒。利湿退黄，利尿通淋，解毒消肿。用于湿热黄疸，胆胀胁痛，石淋，热淋，小便涩痛，痈肿疔疮，蛇虫咬伤。

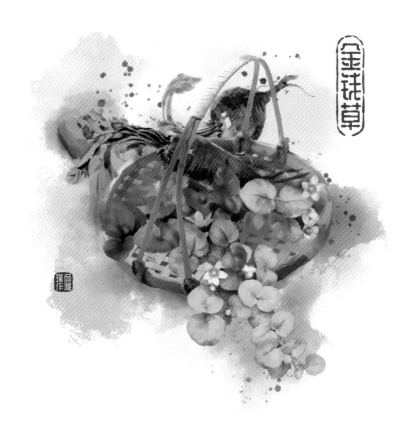

【服食方法】煲汤，或泡酒，或捣汁，或泡茶，或煮粥等。

【注意事项】凡阴疽诸毒、脾虚泄泻者，忌捣汁生服；金钱草不宜与咖啡同食，可能会降低药效。

【代表药膳】金钱草炖猪蹄、金钱草茶、金钱草粥、金钱草黄芪煲瘦肉、金钱草砂仁鱼。

【食材档案】金钱草，原名"神仙对坐草"。《本草纲目拾遗》曰："神仙对坐草，一名蜈蚣草。山中道旁皆有之。蔓生，两叶相对，青圆似佛耳草，夏开小黄花，每节间有二朵，故名。"并谓其可治疗黄疸初起，又治虚黄。《百草镜》记载金钱草"治跌打损伤，疟疾，产后惊风，肚痛，便毒，痔漏；擦鹅掌风；汁漱牙痛"。《本草求原》记载金钱草"祛风湿，止骨痛，浸酒舒筋活络，止跌打闪伤（痛），取汁调酒更效"。

金钱草是传统药食两用药材，其含有丰富的蛋白质、脂肪、膳食纤维以及多种微量元素矿物质，可补充人体所需的营养物质，治疗痢疾、跌打损伤、水肿、血尿、石淋等疾病疗效良好。值得一提的是，金钱草具有"广谱"排石作用，对胆结石有很好的预防和治疗作用，尤其对气郁型胆石症、湿热型胆石症、热毒型胆石症、黄疸等有明显的治疗效果。

 二十九、　**鱼腥草**

【别　　名】狗心草、折耳根、狗点耳、侧耳根、猪鼻孔、臭腥草。

【来　　源】三白草科植物蕺菜 *Houttuynia cordata* Thunb. 的新鲜全草或干燥地上部分。

【性味功效】辛，微寒。清热解毒，消痈排脓，利尿通淋。用于肺痈吐脓，痰热喘咳，热痢，热淋，痈肿疮毒。

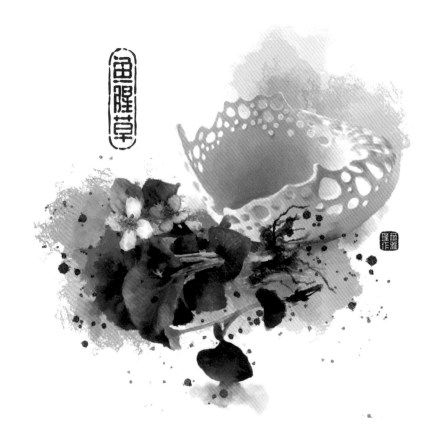

【服食方法】煲汤、做菜、凉拌、作馅等。

【注意事项】虚寒证及阴性疮疡患者忌服；不可多食及长时间服食，有致虚弱、损阳气、伤脾胃等不良作用。

【代表药膳】鱼腥草蒸鸡、鱼腥草炒鸡蛋、鱼腥草炒肉丝、鱼腥草猪肺汤、凉拌鱼腥草。

【食材档案】鱼腥草为多年生草本植物，因全株有鱼腥味而得名。2002年鱼腥草被卫生部确定为药食两用植物，有很高的开发价值。鱼腥草又名蕺菜，相传"蕺"与越王勾践有关。南宋《会稽志》载"蕺山在府西北六里，越王尝采蕺于此"，即昔日越王勾践卧薪尝胆，还在会稽（今浙江绍兴）蕺山采食或栽种鱼腥草。

鱼腥草具有抗病毒、抗炎、调节免疫、抗氧化、抗肿瘤等作用，其药用历史悠久，始载于《名医别录》。《滇南本草》记载："治肺痈咳嗽带脓血者，痰有腥臭，疗痔疮。"《本草经疏》记载："生于下湿之地，味辛气温，能治痰热壅肺，为肺痈吐脓血之要药。"《本草纲目》谓之："散热毒痈肿，痔疮脱肛，断痁疾，解硇毒。"鱼腥草生长环境湿润，阴凉，常生长在山谷、田边、土坎边。由于对生长环境要求不高，物质匮乏的年代，其嫩根茎可食，我国闽北、闽南及西南地区人民常用作蔬菜或调味品。鱼腥草最常见的食用方法是凉拌，除此之外，还有辣炒折耳根、折耳根炒腊肉、折耳根炒芹菜等，搭配温性食材，其寒凉之性缓解，鱼腥之气减除，菜品也丰富了。

三十、枸杞子

【别　　名】仙人杖、甘杞子、苟起子、甜菜子、枸蹄子、地骨子。

【来　　源】茄科植物宁夏枸杞 *Lycium barbarum* L. 的干燥成熟果实。

【性味功效】甘，平。滋补肝肾，益精明目。用于虚劳精亏，腰膝酸痛，眩晕耳鸣，阳痿遗精，内热消渴，血虚萎黄，目昏不明。

【服食方法】泡水、泡酒、煲汤、煮粥，最好的吃法是干嚼。

【注意事项】枸杞子虽好，但外邪实热、脾虚有湿及泄泻者忌服；不宜
　　　　　　与绿茶、乌龙茶等同泡，以免影响药效发挥；糖尿病患者
　　　　　　要注意用量，不可过量。

【代表药膳】枸杞菊花茶、枸杞粥、枸杞炒里脊肉、枸杞酒、枸杞桂圆
　　　　　　鸡蛋汤。

【食材档案】枸杞子被称为"东方神果"，是药食佳品，具有补肾养肝、
　　　　　　润肺明目等功效。其不仅作为中药，用于临床治病，又是
　　　　　　食品原料，用于制作药膳，辅助治疗疾病，受到中外医学
　　　　　　家与食疗养生专家的高度重视。枸杞子自古就用于明目，"要
　　　　　　想眼睛亮，常喝枸杞汤"，所以老百姓又称之"明眼子"。
　　　　　　大诗人陆游老年时两目昏花，视物模糊，常吃枸杞子治疗，
　　　　　　收到良效，为此他吟有"雪霁茆堂钟磬清，晨斋枸杞一杯羹"
　　　　　　的诗句。《神农本草经》将枸杞子列为上品，载"久服坚

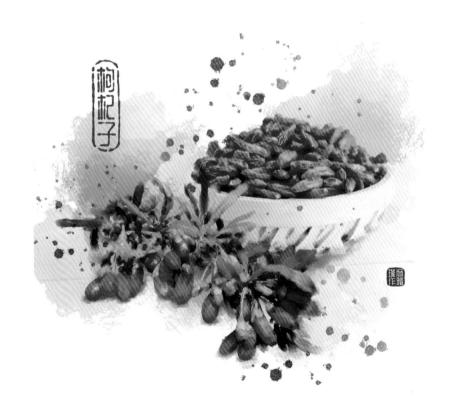

筋骨"。常食枸杞子能够强肾健骨，肾主骨，肾好筋骨就强健。所以，与骨相关的健康问题，如骨质疏松、腰腿疼痛、牙齿松动等，都可食用枸杞子，常服能有效预防此类健康疾病的发生。

枸杞子自古以来就是延缓衰老、滋补养人之中药，可增强免疫力，滋补强壮，治疗阴血亏虚所致的面色萎黄无华、须发早白、失眠多梦。明代大医张介宾《本草正》记载："枸杞，味重而纯，故能补阴，阴中有阳，故能补气。所以滋阴而不致阴衰，助阳而能使阳旺。虽谚云离家千里，勿食枸杞，不过谓其助阳耳，似亦未必然也，此物微助阳而无动性，故用之以助熟地黄最妙。其功则明耳目，添精固髓，健骨强筋，善补劳伤，尤止消渴，真阴虚而脐腹疼痛不止者，多用神效。"枸杞子传统吃法多种，滋补身体、保健养生，直接干嚼服食，有效成分能被充分吸收，且枸杞子甘甜适口，质地柔润，无药苦味，适宜嚼服。枸杞子还可煲粥、煲汤、泡酒、做羹、烹饪菜肴，如枸杞粥、枸杞菊花菠菜汤、枸杞酒、蕉梨枸杞羹、枸杞扒参肠等，常食无滋腻上火之弊。

三十一、砂 仁

【别　　名】阳春砂、春砂仁、蜜砂仁、缩砂密、小豆蔻。

【来　　源】姜科植物阳春砂 *Amomum villosum* Lour. 绿壳砂 *Amomum villosum* Lour. var. *xanthioides* T. L. Wu et Senjen 或海南砂 *Amomum longiligulare* T. L. Wu 的干燥成熟果实。

【性味功效】辛，温。化湿开胃，温脾止泻，理气安胎。用于湿浊中阻，脘痞不饥，脾胃虚寒，呕吐泄泻，妊娠恶阻，胎动不安。

【服食方法】炒菜、煲汤或者当佐料使用。

【注意事项】入煎剂后下；阴虚火旺、津液亏损、大便干结者不宜食用；凡腹痛属火，泄泻得之暑热，胎动由于血热，咽痛由于火炎，小儿脱肛由于气虚，肿满由于湿热，上气咳嗽由于火冲迫肺而不由于寒气所伤者，皆须详察鉴别与慎用。

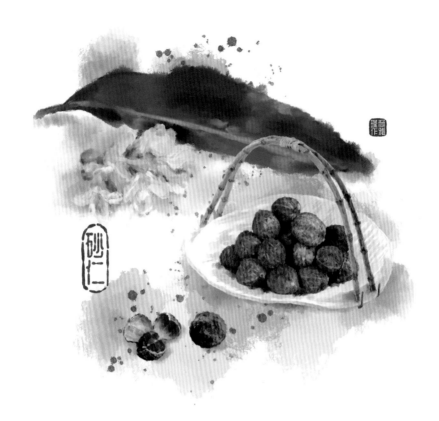

【代表药膳】砂仁蒸猪肾、砂仁蒸鲫鱼、砂仁羊肉汤、砂仁萝卜炖猪肺、
　　　　　砂仁乳鸽汤。

【食材档案】砂仁主产于东南亚地区，为常用芳香中药材，常与厚朴、
　　　　　枳实、陈皮等配合，可治疗脘腹胀满等症。
　　　　　砂仁不仅是我国南方常用的调味香料，也是化湿开胃的药
　　　　　食两用常用中药。福建、广东等地多用砂仁制作日常食疗
　　　　　药膳，常搭配鱼肉或者排骨、鸡肉、猪肚等煲汤食用。其
　　　　　制成的菜式享誉四方，如砂仁煮粥，用于便血、血崩；砂
　　　　　仁加猪肚炖食，用于胃下垂；砂仁炖鲫鱼加陈皮，用于胃
　　　　　寒；砂仁山药汤有补肺醒脾、固肠止泻作用，可用于治疗
　　　　　湿阻中焦、脾胃气滞等，如气滞导致胎动不安以及妊娠恶
　　　　　阻等疾病。古人善用砂仁食疗治病，如《济生方》缩砂散
　　　　　用于治疗妊娠胃虚气逆，呕吐不食。

三十二、莲　子

【别　　名】莲实、莲肉、莲蓬子、藕实、莲房、玉蛹、蓬籽。

【来　　源】睡莲科植物莲 *Nelumbo nucifera* Gaertn. 的干燥成熟种子。

【性味功效】甘、涩，平。补脾止泻，止带，益肾涩精，养心安神。用于脾虚泄泻，带下病，遗精，心悸失眠。

【服食方法】煲汤、煮粥、煮糖水，常入药膳佐料。

【注意事项】莲子生熟食皆宜，但生食容易冷胃致腹胀，故而应少食；莲子心略苦涩，且性寒凉，有清热泻火作用，胃寒、腹泻人群不宜多食；莲子有止泻之功，大便干燥、便秘人群不宜多食；莲子容易滞气，痰多、胀气、舌苔厚腻人群不宜多食。

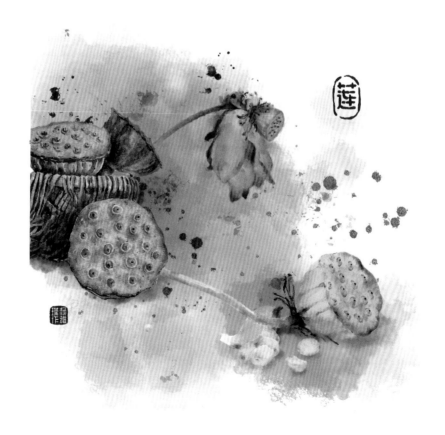

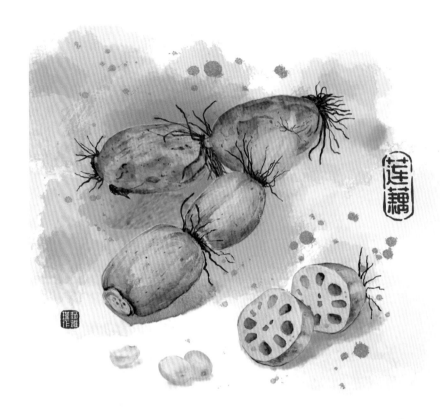

【代表药膳】莲子炖猪肚、莲子百合排骨汤、大枣莲子炖鸡汤、莲子银
　　　　　耳羹、莲肉糕。

【食材档案】莲子始载于《神农本草经》，在我国古籍中记载至少有
　　　　　3000多年的历史。《诗经》曾记载"山有扶苏，隰有荷
　　　　　华""彼泽之陂，有蒲与荷"。作为福建道地药材的莲子，
　　　　　颗粒饱满，稍炖即熟，且久煮不散、不糊，汤汁清香。其
　　　　　在福建的发现和种植历史悠久，五代后梁龙德元年（921
　　　　　年），福建省建宁金铙（音náo）山报国寺前已有白莲池。
　　　　　目前福建有建瓯和建宁两个主产地，种植面积超万亩，莲
　　　　　子年产量几百万千克，由于莲子质量好，誉为"建莲"，
　　　　　远销我国港澳地区和东南亚各国。
　　　　　莲子是药食两用佳品，在传统中医药中占有重要地位。近

年来卫生部公布的药食两用植物名单中，莲子榜上有名。现代研究表明，莲子营养价值高，除含大量淀粉和棉子糖外，还含有 β‑谷甾醇、蛋白质、脂肪、生物碱及丰富的钙、磷、铁和维生素等，对治疗神经衰弱、慢性胃炎、消化不良、高血压和养心安神保健等有一定功效；莲子中绿色的心，称莲子心，含有莲心碱、异莲心碱等多种生物碱，味道极苦，有清热泻火之功能，有显著强心作用，能扩张外周血管，降血压，可治疗口舌生疮，促进睡眠等。食用莲子能够止血，对女子经期过长，淋漓不尽，不规则子宫出血有一定的疗效；男子遗精或早泄也可食用莲子治疗。

三十三　党　参

【别　　名】东党、台党、潞党、口党、上党人参、狮头参、中灵草。

【来　　源】桔梗科植物党参 Codonopsis pilosula (Franch.) Nannf.、素花党参 Codonopsis pilosula Nannf. var. modesta (Nannf.) L. T. Shen 或川党参 Codonopsis tangshen Oliv. 的干燥根。

【性味功效】甘，平。健脾益肺，养血生津。用于脾肺气虚，食少倦怠，咳嗽虚喘，气血不足，面色萎黄，心悸气短，津伤口渴，内热消渴。

【服食方法】煲汤、泡水、泡酒、煮粥、制作菜肴等。

【注意事项】不宜与藜芦同用；实证、热证不宜单独应用，可随症配伍灵活使用。

【代表药膳】党参熟地瘦肉汤、党参枸杞鸡肉汤、党参茯苓煲乳鸽、党参大枣糯米饭、党参灵芝猪肺汤。

【食材档案】党参之名，始见于《本草从新》。其味甘性平，归脾、肺二经，善补中气，又益肺气，性质和平，不燥不腻，故为脾肺气虚常用药。《本草从新》载："补中益气，和脾胃、除烦渴。中气微弱，用以调补，甚为平妥。"由脾肺两虚引起的多种气虚证均可用。炒党参用麦麸炒，偏于健脾和胃；炙党参用蜂蜜炙，偏于补气养血。

党参是药食两用常用中药，可煲汤煮粥，也可直接泡水代茶饮。党参用于药膳食疗历史已久，早在北宋医方书《圣济总录》中就有记载，用于治疗脾胃虚弱、少食欲呕、消瘦乏力的参苓粥，就是用党参、茯苓、生姜各 10g 与粳米100g 煮粥，可加盐调味食。明代张介宾《景岳全书》中用于治疗气血两虚、体倦乏力、头晕目眩的两仪膏，以党参、熟地黄各等分，加水煎取浓汁，另加等量白糖煎至浓稠而成。党参在不同时间食用，功效不同。早上吃党参，可提神醒气，适合气虚早晨四肢乏力的人群。晚上食用党参，因其含有多种成分，有养心安神之功效，利于睡眠，可改善失眠症状。党参是补益药材，但进补时要选择性使用。党参无论生吃还是水煮，或者煲汤，需注意的是其用量要合理，应遵从医嘱。

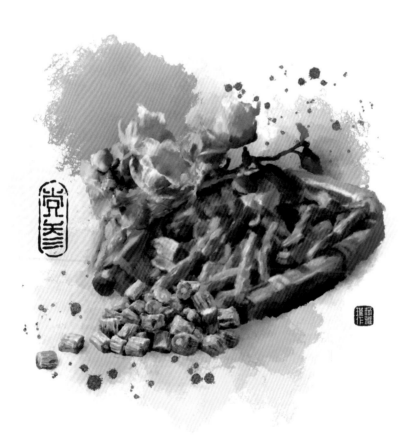

三十四、 铁皮石斛

【别　　名】林兰、禁生、杜兰、石蓫、金钗花、千年润、吊兰花。

【来　　源】兰科植物铁皮石斛 *Dendrobium officinale* Kimura et Migo 的茎。

【性味功效】甘，微寒。益胃生津，滋阴清热。用于热病津伤，口干烦渴，胃阴不足，食少干呕，病后虚热不退，阴虚火旺，骨蒸劳热，目暗不明，筋骨痿软。

【服用方法】煲汤、泡茶、鲜食、泡酒，或粉状开水冲服或制成石斛膏等。

【注意事项】温热病早期阴未伤者、湿温病未化燥者、脾胃虚寒者均禁服。对血压和呼吸有抑制作用，中毒剂量可引起惊厥。

【代表药膳】石斛茶、石斛酒、石斛杞菊汤、枫斗叶西洋参茶、铁皮枫斗熬汤。

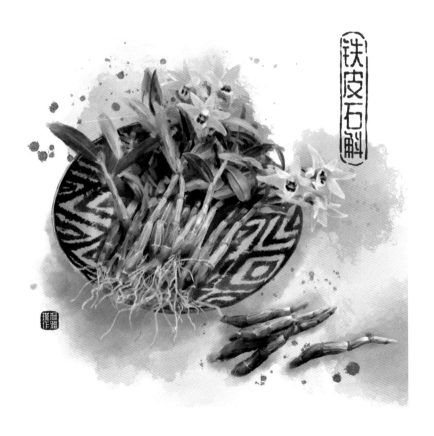

【食材档案】石斛始载于《神农本草经》，迄今已 2000 多年历史。铁皮石斛享有"救命仙草"美誉，位列中国古代"九大仙草"之首。《黄帝内经》称其为灵兰，能治"消渴"（即糖尿病）。《神农本草经》将铁皮石斛列为上品，曰："石斛，一品灵兰，味甘，平，无毒。主伤中，除痹，下气，补五脏虚劳羸瘦，强阴。"《药性论》曰："益气除热。主治男子腰脚软弱，健阳，逐皮肌风痹，骨中久冷，虚损，补肾积精，腰痛，养肾气，益力。"李时珍《本草纲目》记录铁皮石斛："补五脏虚劳羸瘦，强阴益精。久服厚肠胃。"铁皮石斛因其神奇独特的药用价值和保健功效，历代诸多有影响的医学专著和典籍均将其收入，奉为"药中之上品"，列为皇室贡品。

其实，唐宋以来历代皇帝都把石斛当宝贝，为进贡品。相传武则天花甲之年，头发依然黑亮润泽，皮肤白皙红润富有弹性。典籍记载她的养颜秘方便是以藏红花为君药，铁皮石斛、灵芝为臣药。乾隆皇帝独爱铁皮石斛，据历史文献记载，炖汤、喝酒、饮茶，他必用铁皮石斛。乾隆对养生有自己的独到见解，尤服朱丹溪的"人，阴常不足，阳常有余；阴虚难治，阳虚易补"这句话。80 岁寿宴上，乾隆用石斛炖汤宴请 2000 多名百岁以上老人。

 三十五　桑　叶

【别　　名】铁扇子、黄桑叶、蚕叶。

【来　　源】桑科植物桑 *Morus alba* L. 的叶。

【性味功效】甘、苦，寒。疏散风热，清肺润燥，清肝明目。用于风热感冒，肺热燥咳，头晕头痛，目赤昏花等。

【服食方法】泡茶、凉拌、煲汤、制饼等。

【注意事项】食用桑叶要适量，过量食用会出现恶心呕吐、腹胀等多种不良反应；《本草纲目》有详细记载，桑叶茶过量服用，会导致精血受损；桑叶性偏寒，寒性体质人群不宜过量；桑叶治疗不同疾病，与不同中药材搭配，需咨询中医师。

【代表药膳】桑叶金银花茶、凉拌桑叶、桑叶瘦肉汤、桑菊银楂茶、明目延龄饮。

【食材档案】桑叶营养价值丰富，早在 1992 年已被卫生部列为药食两用的植物，作为绿色健康食品进行推广。其含有粗蛋白、粗脂肪、粗纤维等，氨基酸多达 18 种，且富含维生素 A、维生素 B、维生素 C、维生素 E 等多种维生素，还含有钙、钾、铁和锌等多种矿物质。除含有维持机体生长代谢必须的营养物质外，还含有多糖、黄酮类、多酚及白藜芦醇等多种活性物质，具有抗氧化、降血压、降血脂、降血糖、防癌、抗炎和抗过敏等作用，具有"人参热补，桑叶清补"之美誉。

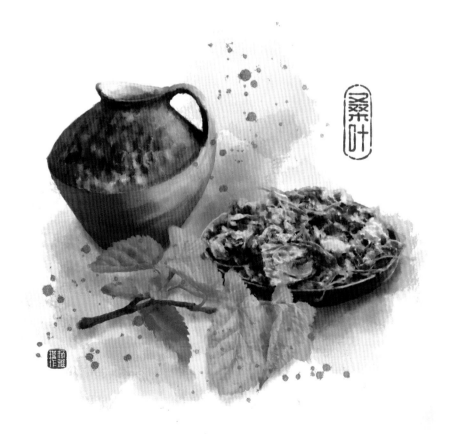

桑叶作为食品推广，多用于桑叶茶开发，有桑叶红茶、绿茶和乌龙茶等品种。桑叶茶含生物碱、茶多酚、花青素和绿原酸等，与普通茶叶相比，它富含多糖、氨基酸和矿物质等物质，更利于有效物质溶解和便于被人体吸收；它也可直接食用，把采摘的桑叶放入热水中，加入少许盐煮半小时，脱去桑叶特有的青臭味，再炒、煮、拌或油炸后食用，味道鲜美，营养丰富；桑叶还可制作桑叶挂面、桑叶米酒、桑叶多糖等食品。桑叶提取的绿色色素可用于化妆品和食品着色；桑叶干燥研磨成粉，可制作桑叶面条、点心、饼干、面包、煎饼等。

●● 附：桑 椹

【别　　名】桑葚、桑果、桑枣、葚子、黄桑、加桑、桑实。

【来　　源】桑科植物桑树 *Morus alba* L. 的成熟果穗。

【性味功效】甘、酸，寒。滋阴补血，生津润燥。用于肝肾阴虚，眩晕耳鸣，心悸失眠，须发早白，津伤口渴，内热消渴，肠燥便秘等。

【服食方法】生吃、泡茶、煲汤、浸酒、煮粥等。

【注意事项】便溏、脾虚腹泻者不宜服用。

【代表药膳】桑椹粥、桑椹茶、桑椹枸杞猪肝粥、桑椹膏、桑椹芝麻糕。

【食材档案】桑椹药用历史悠久，在《新修本草》《本草拾遗》《滇南本草》《本草纲目》《随息居饮食谱》等医学典籍中均记载其有防病保健功能。《新修本草》记载："单食，主消渴。"《本草拾遗》记载："利五脏关节，通血气，捣末，蜜和为丸。"《滇南本草》记载："益肾脏而固精，久服黑发明目。"《本草纲目》记载："捣汁饮，解中酒毒。"《随息居饮食谱》记载："滋肝肾，充血液，止口渴，利关节，解酒毒，祛风湿，聪耳明目，安魂镇魄。"

1993 年，卫生部把桑椹列为"既是食品又是药品"的农产品之一。现代研究证实，桑椹含有丰富的葡萄糖、蔗糖、胡萝卜素、维生素、苹果酸、酒石酸、矿物质等营养成分，

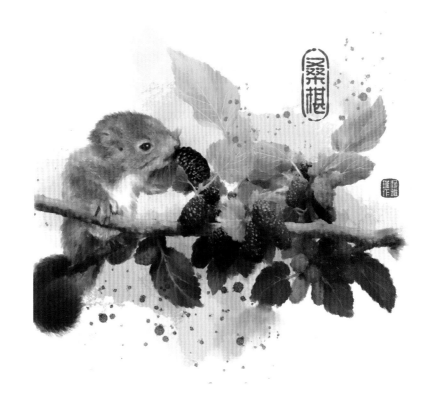

并含有丰富的活性蛋白，具有预防癌症、抗突变、增强免疫力、保护肾和肝、抗衰老、促进造血细胞生长及降低血糖和血脂水平的作用，对神经衰弱、动脉硬化、性功能衰弱、耳聋眼花、须发早白、内热消渴、血虚便秘、风湿关节疼痛均有显著疗效。

三十六　球　兰

【别　　名】壁梅、雪球花、金雪球、玉绣球、石梅、蜡兰、金丝叶、肺炎草。

【来　　源】萝藦科植物球兰 *Hoya carnosa* (L. f.) R. Br. 的藤茎或叶。

【性味功效】苦，寒。有小毒。清热化痰，解毒消肿，通经下乳。用于流行性乙型脑炎，肺热咳嗽，睾丸炎，中耳炎，乳腺炎，痈肿，瘰疬，关节肿痛，产妇乳汁少，乳络不通等。

【服食方法】泡水、煲汤、捣烂绞汁饮等。

【注意事项】脾胃虚寒者慎服；球兰适合少奶的产妇食用，但用量要遵
　　　　　　医嘱，以避免副作用。

【代表药膳】鲜球兰汁、球兰红糖汁、球兰地洋参汤、球兰炖猪脚、鲜
　　　　　　球兰水煎液。

【食材档案】球兰为攀缘灌木，附生于树上或石壁上，茎节上有气生根，
　　　　　　分布于福建、台湾、广东、海南、广西、云南等地。《福
　　　　　　建民间草药》记载："祛风湿，清肝热，消痈肿。"《南
　　　　　　宁市药物志》记载："内服化痰止咳，消食去积。外用消
　　　　　　肿止痛，跌打接骨，瘰疬。"《贵州民间药物》记载："补
　　　　　　虚弱，催乳。"

　　　　　　球兰为清热解毒的青草药，对肺炎和荨麻疹有很好的治疗
　　　　　　作用，治疗时可取新鲜的球兰叶子十片左右，清水洗净，
　　　　　　捣碎取汁，直接服用即可；球兰对关节炎亦有很好的治疗

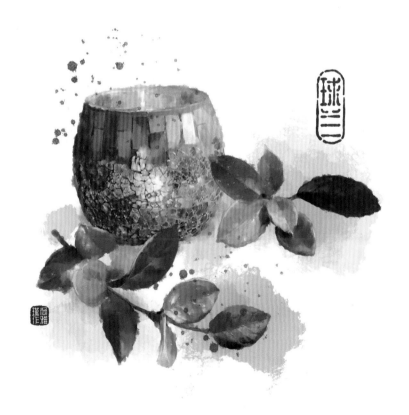

作用，治疗时需把球兰与黄酒、猪脚一起煎制，这样止痛效果会更好；此外，球兰对产妇缺乳治疗效果明显，可取球兰和地洋参（又叫栌兰，因根像人参，故也称土人参、土洋参、土高丽参、假人参）各 9g，加入 3 片生姜，与小米一起煮粥，也可配伍中药材与肉类食材炖煮，食肉喝汤，起到催乳作用。

三十七. 黄花菜

【别　　名】萱草、忘忧草、金针菜、健脑菜、安神菜、金针花、萱萼。

【来　　源】百合科植物黄花菜 *Hemerocallis citrina* Baroni 的花蕾。

【性味功效】甘，凉。利水渗湿，清热止渴，解郁宽胸。用于小便赤涩，烦热口渴，胸闷忧郁，可作为病后或产后调补品。

【服食方法】酿酒，炒、熘、煮、凉拌、汆汤或做配料等。

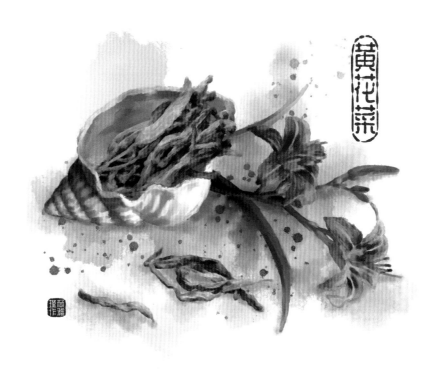

【注意事项】皮肤瘙痒者、支气管哮喘者忌食，肠胃病患者慎食；鲜黄
　　　　　　花菜含有秋水仙碱，食后会引起咽喉发干、呕吐、恶心等
　　　　　　现象，需经蒸煮洗晒且炒煮时间长后再食用。

【代表药膳】黄花菜鸡汤、黄花菜鱼头、黄花菜卤面、黄花菜瘦肉粥、
　　　　　　安神黄花露。

【食材档案】黄花菜是药用价值和营养价值均很高的花卉食品，与香菇、
　　　　　　木耳等一起列为干菜珍品。《日华子本草》记载："治小
　　　　　　便赤涩，身体烦热；苏颂谓利胸膈，安五脏，濒湖谓消食，
　　　　　　利湿热，其旨皆同。又今人恒以治气火上升，夜少安寐，
　　　　　　其效颇著。"
　　　　　　黄花菜含有丰富的维生素 C、胡萝卜素、蛋白质、脂肪、多
　　　　　　糖、钙、磷、铁、碳水化合物等。因其含有丰富的卵磷脂，
　　　　　　对增强和改善大脑功能有重要作用，同时能清除动脉内的
　　　　　　沉积物，对注意力不集中、记忆力减退、脑动脉阻塞等症
　　　　　　状有特殊疗效，故人们称之为"健脑菜"。另据研究表明，
　　　　　　黄花菜能显著降低血清胆固醇的含量，有利于高血压患者
　　　　　　的康复，可作为高血压患者的保健蔬菜。

三十八、黄　芪

【别　　名】黄耆、木耆、王孙、箭芪、戴糁、百本、百药绵、独根。

【来　　源】豆科植物蒙古黄芪 *Astragalus membranaceus* (Fisch.) Bge. var.
　　　　　　mongholicus (Bge. Hsiao) 或膜荚黄芪 *Astragalus membranaceus*
　　　　　　(Fisch.) Bge. 的干燥根。

【性味功效】甘，微温。补气升阳，固表止汗，利水消肿，生津养血，
　　　　　　行滞通痹，托毒排脓，敛疮生肌。用于气虚乏力，食少便
　　　　　　溏，中气下陷，久泻脱肛，便血崩漏，表虚自汗，气虚水肿，
　　　　　　内热消渴，血虚萎黄，痹痛麻木，痈疽难溃，久溃不敛。

【服食方法】煲汤、煎膏、浸酒、入菜肴等。

【注意事项】黄芪补气升阳，易于助火，又能止汗，故凡表实邪盛、气
　　　　　　滞湿阻、食积内停、阴虚阳亢、痈疽初起或溃后热毒尚盛

等症均不宜用。

【代表药膳】黄芪枸杞乳鸽、黄芪粥、黄芪甲鱼汤、黄芪当归乌鸡汤、黄芪鲫鱼汤。

【食材档案】黄芪始载于《神农本草经》，列为上品，"主痈疽久败疮，排脓止痛，大风癞疾，五痔鼠瘘，补虚，小儿百病"。凡是内伤劳倦、脾虚泄泻、脱肛、气虚血脱、脏器下垂、妇女崩带等一切气衰血虚诸证，皆可用黄芪。《珍珠囊》记载："益胃气，去肌热，止自汗，诸痛用之。"《本草备要》记载："生血，生肌，排脓内托，疮痈圣药。痘疹不起，阳虚无热者宜之。"《本草便读》记载："黄芪之补，善达表益卫，温分肉，肥腠理，使阳气和利，充满流行，自然生津生血。"固表止汗防外感的玉屏风散、预防"非典"的五味汤均以黄芪为主药。凡是中医范畴内的"气虚""气血不足""中气下陷"均属黄芪治疗范畴。黄芪其性善动，行于表里内外上下，可补一身之气，气足百病消，临床应用极为广泛，被古人推崇为"补气诸药之最"。

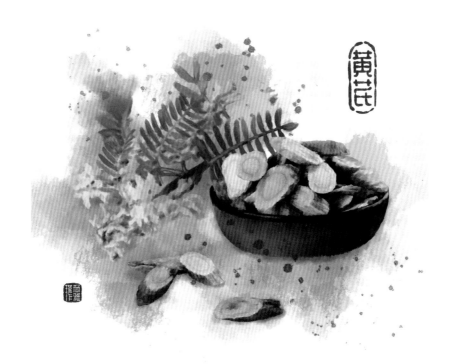

黄芪为常用的药食两用中药，可作各种佳肴美食的配料。山西名吃"八珍汤"原料之一便是黄芪，当地百姓炖牛、羊、鸡等肉食也常放黄芪。广东药食同源盛行，"党参黄芪炖鸡汤"闻名遐迩，即老母鸡半只、黄芪、党参、大枣、龙眼、生姜，文火慢炖而成，其中最主要的辅料就是"黄芪"，其味道滋润香甜，非常适合冬日进补。黄芪广泛运用于闽菜、粤菜中，还有"北芪鲤鱼汤""当归黄芪乌鸡汤""黄芪当归羊肉汤"等菜品，这些老火炖汤喜欢用黄芪为佐料，是因为黄芪补气益卫固表，能增强人体免疫力，适合体虚者调养身体、补益正气。

银　耳

【别　　名】白木耳、白耳子、雪耳、银耳子。

【来　　源】银耳科真菌银耳 *Tremella fuciformis* Berk. 的子实体。

【性味功效】甘、淡，平。强精补肾，润肠益胃，补气和血，补脑提神，美容嫩肤，延年益寿。用于肺热咳嗽，肺燥干咳，月经不调，胃炎，大便秘结等。

【服食方法】煲汤，或炖冰糖、肉类服，或熬制药粥、膏方等。

【注意事项】风寒咳嗽者及湿热痰致咳者禁用；冰糖银耳含糖高，晚上睡前尽量不要食用，避免血液黏度增高；变质银耳不能吃，避免中毒。

【代表药膳】银耳木瓜羹、银耳百合秋梨羹、银耳沙参汤、银耳雪梨膏、冰糖大枣银耳汤。

【食材档案】最早的野生银耳生于深山峡谷梧桐、栓皮栎等朽木上，因附木而生，色白如银，状似人耳而得名。历代均将银耳视为"延年益寿之品"，其甘平质润，能滋阴润肺、养胃生津，为治肺胃阴虚之良药，又具良好的营养滋补作用，为食疗之佳品，有"菌中之冠"之美称，与人参、鹿茸、燕窝并列为四大珍品。银耳含有蛋白质、脂肪、碳水化合物、粗纤维、矿物质及多种银耳多糖等，活性成分银耳多糖不但具有抗肿瘤、抗癌、抗溃疡、降血糖、降血脂、抗氧化和护肝等作用，而且具有增强免疫功能和扶正固本作用。银耳用于食疗，可煎汤，或与冰糖、肉类炖服，或与百合、山药等与米共煮，熬粥服用，尤适用于阴虚体质兼脾胃虚弱者。作为我国传统的食用菌，其深受百姓喜爱。

相传，有一回慈禧太后得了痢疾，许多太医束手无策，太医唐容川以银耳做成汤剂，给她服用后，很快便康复了，此后慈禧就经常饮用银耳汤。"上有所好，下必甚焉并贡之"，银耳就成为各级官员到处搜寻，进贡慈禧太后的一种上品，达官贵人也争相食用银耳，造成银耳市价飙升。传说清宫侍女德龄著《御香缥缈录·御膳房》论通江银耳，说银耳那样的东西，它的市价贵极了，往往一小匣子银耳就要花一二十两银子才能买到。

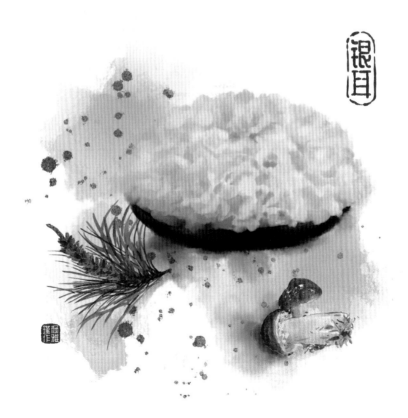

四十、橄　榄

【别　　名】橄榄子、橄椟、忠果、青果、青子、谏果、白榄、黄榄。

【来　　源】橄榄科植物橄榄 *Canarium album* Raeusch. 的果实。

【性味功效】甘、酸、平。清热解毒，利咽，生津。用于咽喉肿痛，烦
热口渴，咳嗽痰黏，食鱼蟹中毒等。

【服食方法】生食、炖汤、腌制、捣碎外敷、水煮等。

【注意事项】表证初起者慎用橄榄；吃橄榄忌烟酒及辛辣、鱼腥等食物；
食用橄榄炖猪心时不宜同时食用温补性中药，孕妇慎吃橄
榄炖猪心。

【代表药膳】橄榄排骨汤、青橄榄瘦肉汤、青橄榄柠檬汁、青橄榄梨羹、
青橄榄炖猪肺。

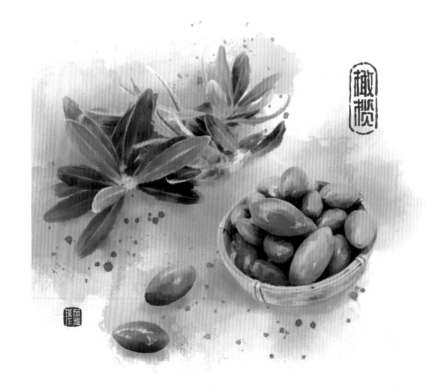

【食材档案】橄榄是一种硬质肉果。初尝橄榄味道酸涩，久嚼后方觉得满口清香，回味无穷。土耳其人将橄榄、石榴和无花果并称为"天堂之果"。橄榄原产于我国南方，以福建省最多，它具有丰富的药用价值，能清利咽喉、生津止渴，是百姓家中秋冬时节必备的保健佳品。宋代诗人王禹偁在《橄榄》中记载："江东多果实，橄榄称珍奇。北人将就酒，食之先颦眉。皮核苦且涩，历口复弃遗。良久有回味，始觉甘如饴。"

我国历代本草文献多有橄榄药用食疗的记载。宋《开宝本草》说，橄榄"生食、煮饮，并消酒毒，解鲦鲌鱼毒"。《本草经疏》记载："橄榄，《本经》味酸甘，今尝之先涩而后甘，肺胃家果也。能生津液，酒后嚼之不渴，故主消酒，甘能解毒，故疗鲦鲌毒。鲦鲌即河豚也。"我国南方沿海渔民，煮河豚时，常在锅内放几枚橄榄果。此外橄榄核可疗鱼积、化鱼鲠，烧核研末服用，可治便血、尿血及淋漓不止。青龙白虎汤即取橄榄五枚，白萝卜四两，煮汤饮服，可治流行性感冒、白喉等。

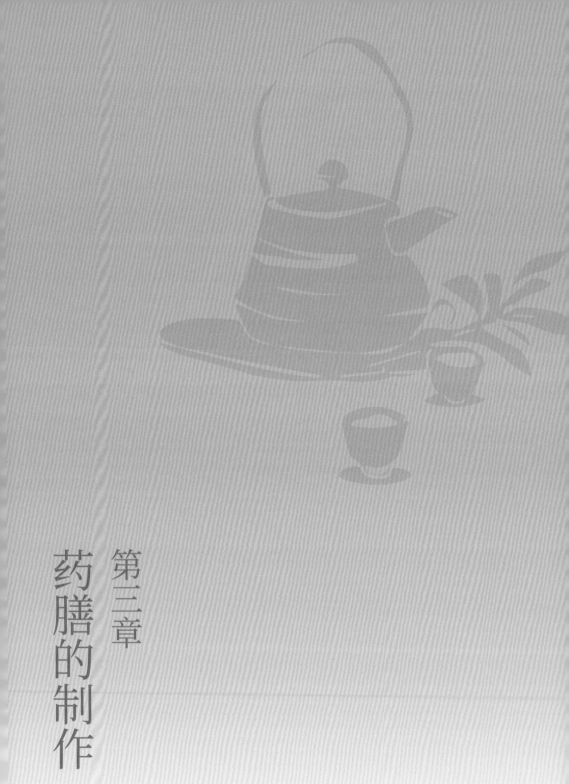

第三章

药膳的制作

第一节
药膳原料的炮制加工

药膳原料的炮制加工，是指对药膳原材料的加工准备，需要采用一些较为特殊的制备工艺。具体地说，是结合中药的炮制工艺和食物的准备过程，但与中药加工亦有不同。

一　炮制目的

药膳所用药物和食物在制作及烹调前，必须对所用原料进行加工炮制，使其符合食用、防病治病及烹调、制作的需要，主要有除去杂质和异物、矫味矫臭、增强药膳的美味、选取效能部位发挥更好的疗效、增强原料功能提高药膳的效果、减轻原料毒性、改变原料性能等作用。

二　炮制方法

1. 净选

选取原料的应用部分，除去杂质与非药用部分，以适应药膳的要求，常根据不同原料选用刮、火燎、去壳、碾等方法。

2. 浸润

用水对原料进行加工处理，但有些原料的有效成分溶于水，处理不当则容易丢失有效成分，故应根据原料的不同特性选用洗、泡、润等不同的处理方法。

3. 漂制

为减低某些原料的毒性和异味，常采用在水中较长时间和多次换水的漂洗法，如漂半夏。漂洗时间长短和换水次数需根据原料性质、季节气候的不同来决定。冬季每日换水 1 次，夏季则宜换水 2~3 次，一般漂洗 3~10 日。

4. 焯制

用沸水对原料进行处理，除去种皮，将原料微煮，易搓去皮，去苦杏仁、白扁豆等皮常用；汆去血水，使食品味鲜汤清，去鸡、鸭等肉类血水常用；除腥膻味，熊掌、牛鞭等多加葱叶、生姜、料酒同煮等。

5. 切制

对干品原料经净选、软化后，或新鲜原料经洗净后，根据性质的不同、膳肴的差异，切制成一定规格的片、块、丁、节、丝等不同形状，以备制膳需要。切制要注意刀工技巧，其厚薄、大小、长短、粗细等均尽量均匀，方能保证良好美观的膳形。药膳原料经过上述各准备过程后，尚须按要求进行炮制，以取得药膳良好的味与效。

6. 炒制

将原料在热锅内翻动加热，根据药膳要求选择清炒法、麸炒法、米炒法、盐炒或砂炒法炒至所需要的程度。如能使骨质、甲壳、蹄筋、干肉或质地坚硬的原料去腥、酥松，易于烹调，可用盐酥蹄筋、砂酥鱼皮的炒制法。

7. 煮制

清除原料的毒性、刺激性或涩味，减少其不良反应。根据不同性质，将原料与辅料置锅内加水过药面共煮。煮制时限应据原料情况定，一般煮至无白色或刚透心为度。如加工鱼翅、鱼皮。

8. 蒸制

将原料置适当容器内蒸至透心或特殊程度。如熊掌经漂刮后加酒、葱、姜蒸 2h 后进一步加工。

9. 炙制

将原料与液体辅料如蜂蜜或酒，或盐水、药汁、醋等共同加热翻炒，使辅料渗进原料内部。用蜜炒为蜜炙，可增强润肺作用，如蜜炙黄芪、甘草；酒与原料同炒为酒炙，如酒炒白芍；原料与盐水拌过，晾微干后炒为盐炙，如盐炒杜仲；原料与植物油同炒为油炙；加醋炒为醋炙，如醋炒延胡索。

三、药液制备法

药液是指烹制药膳所用的特殊液体类原料。通过一定的提取方法，如提取、过滤、浓缩等方法把原料中的有效成分析出备用。原则是使用不同溶剂将所需成分尽可能提出，不提或少提其他成分。要求溶剂有良好的稳定性，不与原料起化学变化，对人体无毒无害。

第二节————————————————————————

药膳的制作工艺

药膳制作是按膳食加工的基本技能，根据药膳的特殊要求加工、烹饪，调制膳饮的过程。制作工艺既需要相应的熟练加工技能，又具有药膳制作的特点。

 一、药膳制作特点

药膳不同于普通膳食，除具有一般膳食所具有的色、香、味、形以外，它还具有治病强身、美容保健、延缓衰老等疗效，因此，在选料、配伍、制作方面还有其自身的特殊性。

1. 合理选料，科学配伍

药膳则是根据不同病证、不同体质状态，有针对性地选取原料，如狗肉、鹿鞭等具有温肾壮阳的功能，可用于体质偏于阳虚，具有畏寒怕冷、腰膝冷痛或酸软，甚或阳痿早泄等。尽管这些食品营养丰富，但并不适宜于所有人群。因此，药膳原料的选用与组合，所强调的是科学配伍，需在中医药理论指导下选料与配方。如体弱多病的调理，须视用膳者体质情况，选用或补气血，或调阴阳，或理脏腑的药膳；年老体弱的调理，需根据不同状态，选用或调补脾胃，或滋养阴血的药膳，以达到强壮体魄、延缓衰老的目的。

2. 以汤为主，食助药威

传统的药膳加工以炖、煮、蒸、焖为主，这样使药物在加热过程中能最大限度地溶解出有效成分，增强功效。药膳形式常以汤为主，通过炖、煮，使有效成分溶解并保存于汤中，以保持良好的疗效，如十全大补汤、鹿鞭壮阳汤、八宝鸡汤等，汤类约占药膳品类的一半以上。

3. 辨证施膳，原汁原味

膳食的调味是为获得良好的口感，以满足用膳者对美味的追求。但很多调味品具有浓烈的味感，在中医药学中，它们本身就具有相应的性味功能。在药膳烹调过程中，调味品的运用要讲究原则与方法。

一般而言，各种药膳原料经烹调后都具有其自身的鲜美口味，不宜用调味剂改变其本味。因为各种药品的味就是其功能组成的一部分。所以，应当尽量地保持药膳的原汁原味。有些须经过调味才能为人们所乐于食用，一般的调味品如油、盐、味精等，在药膳中也为常用品。但胡椒、茴香、八角茴香、川椒、桂皮等，由于本身具有浓烈的香味，且性味多为辛甘温热类，在药膳烹调中应根据情况选用。由于辛香类调味品本身多具有行气活血、辛香发散的功效，在药膳的配伍中可作为一个方面的药效成分考虑，视为药膳原料的组成部分。因此，在药膳烹调过程中，调味品的运用，既有矫味的作用，又有药理功效，用与不用，多用少用，应在辨证施膳理论指导下灵活掌握，而不仅仅是迎合用膳者的口味。

药膳制作要求

1. 精于烹调技术，兼具中医药知识

药膳原料必须有药物，而药物的性能功效与药物的准备、加工过程常有着密切的关系。如难于溶解的药宜久煮才能更好地发挥药效；易于挥发的药物则不宜久熬，以防有效成分损失；气虚类药膳不宜多加芳香类调味品，以防耗气伤气；阴虚类药膳不宜多用辛热类调味品，以防伤阴助热等。如果对中药的性能不熟悉，或不懂中医理论，一味只讲究口味，便会导致药效的减低，甚或引起相反的作用，失去药膳的基本功能。

2. 注意药食价值，讲究色、香、味、形

药膳不同于普通膳食，区别在于药膳具有保健防病、抗衰美容等保健治疗作用。首先应尽最大可能保持和发挥药食的这一功能。但作为膳食，它又具有普通膳食的作用。而普通膳食必须在色、香、味、形诸方面制作加工出特点，才能激发用膳者的食欲。如果药膳体现出来的全是"药味"，不讲究膳食的基本功能，影响食欲，不仅不能起到药膳的功能，反而连膳食的作用也不能达到。因此，药膳的烹制，其功效与色泽、口味、香味、造型必须并重，才能达到药膳的基本要求。

3. 配料必须严谨，注意食物、药物合理搭配

药物的选用与配伍，必须遵循中医理法方药的原则，注意药物与药物、药物与食物、药物与配料、调味品之间的性效组合。任何食物和药物都有其四气或四性、五味，对人体五脏六腑功能都有相应的促进或制约关系，只是常用药物的性味更为人们所强调。因此，选料应当注意药与药、药与食之间的性味组合，尽量应用相互促进的协同作用，避免相互制约的配伍，更须避开配伍禁忌的药食配合，以免导致不良反应的产生。

4. 隐药于食，在感官上保持膳食特点

由于药膳以药物与食物为原料，药膳烹调的感官感觉很重要。如果药膳表现为以药物为主体，用膳者会感觉到是在"用药"而不是"用膳"，势必影响食欲，达不到膳食营养的要求。因此，药膳的制作在某些情况下还要求必须将药物"隐藏"于食物中。

某些药物由于形色气味的原因，或者药味较多的药膳，则不宜以药物的本身呈现于药膳中。或由于药味太重，或由于色泽不良而影响食欲，则必须药食分制，取药物制作后的有效部分与一定的食物混合，这属于不见药的药膳。这类药膳的分制可有不同方法，或将药物煎后取汁，用药汁与食物混合制作；或将药食共烹后去除药渣，仅留食物供食用；或将药物制成粉末，再与食料共同烹制。这种隐药于食的方法可使用膳者免受不良形质气味药物影响，达到药膳的作用。

三、 药膳制作方法

药的品类繁多，根据不同的方法可制作出不同的药膳，以适应人们的不同嗜好及口味的变换。依常用膳饮，可分为热菜类、凉菜类、药粥、饮料类、面点类。

1. 热菜类

热菜类是药膳运用最多的品种，尤其对东方民族来说，热菜是必备菜肴。热菜的制作主要有炖、蒸、煨、煮、熬、炒等法，其他如烩、扒、卤、烧、扒丝、挂霜等烹调法也是药膳热菜的常用加工方法。

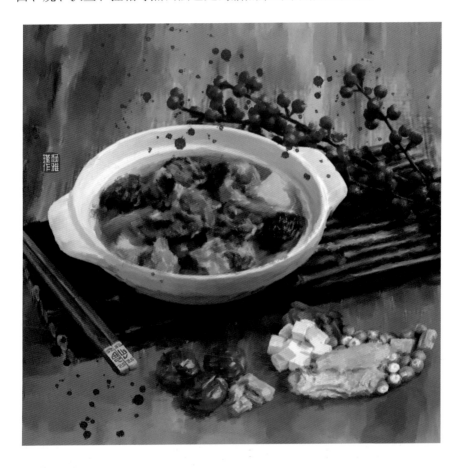

2. 凉菜类

凉菜类药膳是将药膳原料或经制熟处理，或生用原料，经加工后冷食的药膳菜类。有拌、炝、腌、卤、蒸、冻等方法。很多凉菜必须要前期加工后方能制作，卤、蒸、煮为常用前期制作方法。通常用于动物类药膳原料，如凉菜卤猪心、筒子鸡等即需先卤熟、蒸熟后制作凉菜。

3. 药粥

药粥是药物与米谷类食物共同煮熬而成，具有制法简单、服用方便、易于消化吸收的特点。药粥被古人推崇为益寿防病的重要膳食。如南宋陆游即说："世人个个学长年……只将食粥致神仙。"药粥须根据药物与米谷不同特点选择不同方式，如生药饮片与米谷同煮、中药研末与米谷同煮、药物提汁与米谷同煮及汤汁类与米谷同煮制作。

4. 饮料类

饮料类药膳包括药酒、保健饮料、药茶等。它们以药物、水或酒为主要原料加工制作成饮料，具有保健或治疗作用。

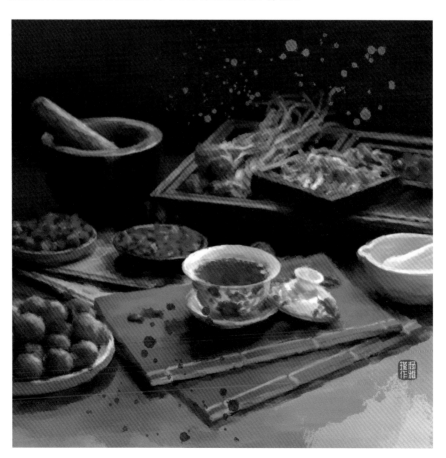

5. 面点类

面点类药膳是将药物加入面点中制成的保健治疗食品。这类食品可作主食，也可作点心类零食。多是将药物制成粉末，或药物提液与面点共同合揉，按面点制作方法加工而成。主要制作工艺包括和面、揉面、下药、上馅等工艺流程。

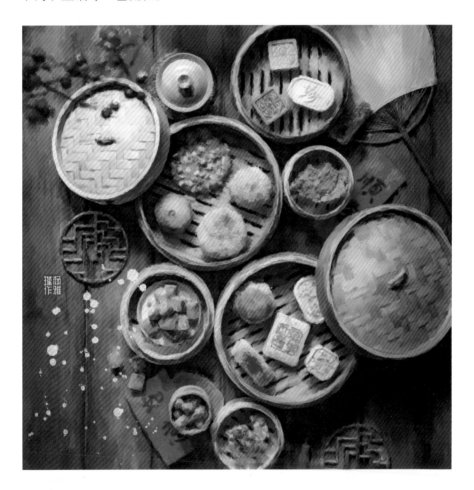

下篇

药膳图解

第四章

内科疾病药膳

第一节

感　冒

感冒是以鼻塞、流涕、喷嚏、头痛、恶寒、发热、全身不适为主症的病证。西医学中凡普通感冒（伤风）、流行性感冒（时行感冒）及其他上呼吸道感染表现感冒特征者，可参照本节进行辨证施膳。本节主要介绍用于感冒之风寒束表、风热犯表、暑湿伤表、气虚外感证的药膳。

● 姜糖茶

【原　料】生姜 9g，红糖 12g。

【做　法】生姜洗净、切片，加入红糖，开水沏。

【功　用】解表散寒，温中止痛。适用于感冒初起之风寒束表证。症见发热，怕冷，无汗，鼻塞，咳痰色白清稀，舌苔薄白，脉浮紧。

【用　法】每日 2 剂，趁热顿服，代茶饮，服后宜卧床盖被出微汗。

● 菊花芦根茶

【原　料】菊花 6g，芦根 21g（鲜品加倍）。

【做　法】菊花、芦根加水煎煮（或开水沏），代茶饮。

【功　用】清热疏风。适用于感冒之风热犯表证。症见高热，汗出，怕风，鼻塞，咳痰色黄，咽红，扁桃体肿大，舌苔薄黄，脉浮数。

【用　法】每日 1 剂，代茶饮。

● 薄菊粥

【原　料】薄荷、菊花各 9g，桑叶、淡竹叶各 6g，粳米 100g。

【做　法】薄荷、菊花、桑叶和淡竹叶加水煎煮，沸后 5min，滤出药汁，去渣，加入粳米煮粥，稍煮即成。

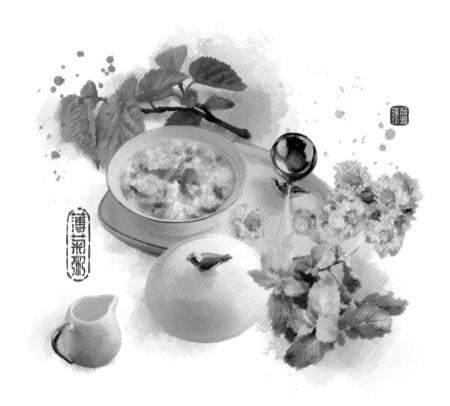

【功　用】疏风清热，解表益胃。适用于感冒之风热犯表证。症见高热，
　　　　　汗出，怕风，鼻塞，咳痰色黄，咽红，扁桃体肿大，舌苔薄黄，
　　　　　脉浮数。

【用　法】每日 1 剂，分 2 次服食。

薏米扁豆粥

【原　料】薏苡仁、白扁豆各 30g，粳米 100g。

【做　法】薏苡仁、白扁豆和粳米洗净，加水适量，共煮成粥。

【功　用】祛暑解表，健脾除湿。适用于感冒之暑湿伤表证。症见夏季
　　　　　感冒，身热，微恶风，无汗或微汗，头昏重胀痛，心烦，口
　　　　　渴，肢体酸重或疼痛，或口中黏腻，渴不多饮，胸闷，恶心，
　　　　　小便短黄，苔薄黄或黄腻，脉濡数。

【用　法】每日 1 剂，分 2 次服食。

● 藿香代茶饮

【原　料】鲜藿香叶、鲜荷叶各12g（干品减半），白糖适量。

【做　法】藿香叶、荷叶加水煎（或开水沏），水开3min后加入适量白糖即可。

【功　用】祛暑除湿，解表清热。适用于感冒之暑湿伤表证。症见夏季感冒，身热，微恶风，无汗或微汗，头昏重胀痛，心烦，口渴，肢体酸重或疼痛，或口中黏腻，渴不多饮，胸闷，恶心，小便短黄，苔薄黄或黄腻，脉濡数。

【用　法】每日1剂，代茶饮。

● 参苓粥

【原　料】党参30g，茯苓15g，生姜6g，粳米100g。

【做　法】党参、茯苓加水适量，煎煮取滤液，与粳米共煮，将成粥时，将生姜切末，加入略煮，调味。

【功　用】益气扶正解表。适用于感冒之气虚外感证。症见恶寒发热，或热势不甚，但觉时时恶寒，自汗，头痛鼻塞，咳嗽，语声低怯，气短，倦怠，苔白，脉浮无力。

【用　法】每日1剂，早、晚分餐温食，可经常食用。

第二节

咳　嗽

　　咳嗽是以发出咳声或伴有咳痰为主症的肺系病证。咳嗽既是独立性的病证，又是肺系多种疾病的一个症状。西医学中急慢性支气管炎、部分支气管扩张、慢性咽炎、咳嗽变异性哮喘、肺炎等以咳嗽为主要表现者可参考本节辨证施膳。本节主要介绍用于咳嗽之风寒袭肺证、风热犯肺证、痰湿蕴肺证、痰热郁肺证、肺阴亏虚证、气阴两虚证的药膳。

● 蜂蜜萝卜

【原　料】蜂蜜 30g，白萝卜 1 个，干姜、麻黄各 3g。

【做　法】诸药在碗内蒸熟，去干姜、麻黄。

【功　用】散寒发汗，止咳祛痰。适用于咳嗽之风寒袭肺证。症见咽痒咳嗽，咳痰稀薄色白，伴恶寒发热，鼻塞流清涕，无汗，头痛，肢体酸痛等，苔薄白，脉浮或浮紧。

【用　法】食蜂蜜萝卜。每日 1 剂，分餐服用，至病情缓解。

● 苏叶杏仁粥

【原　料】紫苏叶、苦杏仁各 9g，陈皮 6g，粳米 50g。

【做　法】诸药加水煎，滤汁去渣，加粳米及水适量，同煮为粥。

【功　用】疏风散寒止咳。适用于咳嗽之风寒袭肺证。症见咽痒咳嗽，咳痰稀薄色白，伴恶寒发热，鼻塞流清涕，无汗，头痛，肢体酸痛等，苔薄白，脉浮或浮紧。

【用　法】每日 1 剂，分餐服用，至病情缓解。

● 菊杏代茶饮

【原　料】菊花、苦杏仁、桑叶各 6g，甘草 3g。

【做　法】开水沏，代茶饮。

【功　用】疏风清热，平肝清肺。适用于咳嗽之风热犯肺证。症见咳嗽，喉燥咽痛，咳痰不爽，痰黏稠或稠黄，常伴恶风发热、口渴汗出、鼻流黄涕、头痛等，苔薄黄，脉浮数或浮滑。

【用　法】每日 1 剂，至病情完全缓解。

● 橘红粥

【原　料】橘红 12g，苦杏仁 6g，粳米 50g。

【做　法】上两药加水煎，滤汁去渣，加粳米及适量水，同煮为粥。

【功　用】祛痰化湿，止咳。适用于咳嗽之痰湿蕴肺证。症见咳嗽，痰多色白、黏腻或稠厚，胸部脘痞闷，食少体倦，苔白腻，脉濡滑。

【用　法】每日服 1~2 次。可经常服用。

● 复方川贝梨羹

【原　料】川贝母 6g，百合、冰糖各 15 g，马蹄 30g，雪梨 1~2 个。

【做　法】上述原料共同蒸熟，梨、马蹄、百合及汁一同服食。

【功　用】清热化痰，润肺止咳。适用于咳嗽之痰热郁肺证。症见咳嗽，痰多色黄、质稠或黏厚，气促胸闷，身热，口渴，舌质红，苔黄或黄腻，脉滑数。

【用　法】每日 1 剂，分 2 次服食。

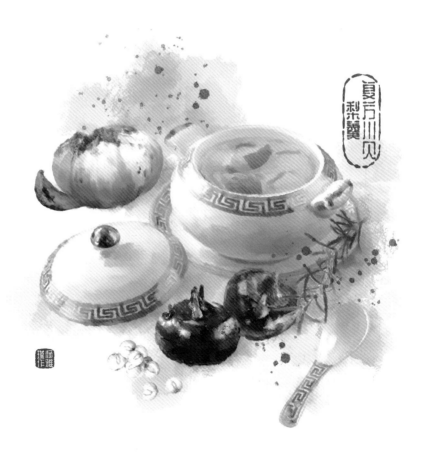

● 球兰鱼腥草茶

【原　料】球兰 60g，鱼腥草、冰糖各 15g。

【做　法】球兰、鱼腥草洗净水煎，煮开后加入冰糖稍煮即可。

【功　用】清热解毒，祛痰止咳。适用于咳嗽之痰热郁肺证。症见高热，烦渴多饮，咳嗽加剧，咳痰黄稠，或痰带血丝，或咳铁锈色痰，呼吸急促，胸闷胸痛，面色红赤，或口唇微紫，舌红苔黄，脉滑数。

【用　法】分次代茶饮，连服数次。

【小贴士】球兰有小毒，孕妇不宜。

● 百玉二冬粥

【原　料】百合 30g，玉竹、天冬、麦冬各 12g，粳米 100g，蜂蜜 15g。

【做　法】上诸药加水煎，滤汁去渣，加粳米及适量水，同煮为粥，加入蜂蜜。

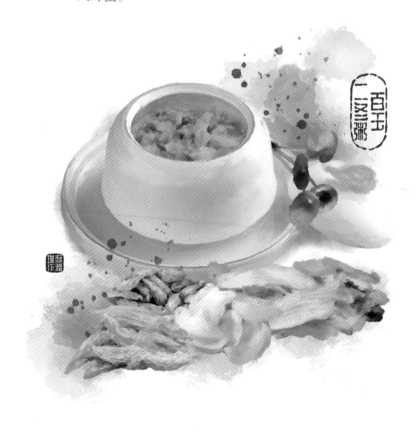

【功　用】滋阴降火，润肺止咳。适用于咳嗽之肺阴亏虚证。症见时作干咳，痰少或痰中带血，盗汗，口干咽燥，手足心热，或有低热，舌红少苔，脉细数。

【用　法】每日 1 剂，分 2 次服食。

● 川贝石斛煲甲鱼

【原　料】鲜铁皮石斛 30g，川贝母（细粉）5g，甲鱼 1 只，鸡汤适量，米酒、盐、姜、葱各适量。

【做　法】将铁皮石斛加适量盐，放入料理机中搅拌成浆状；甲鱼洗净，连甲带肉切块放入蒸锅中，加入鸡汤、川贝母粉、铁皮石斛汁及各种调料，上蒸笼蒸至甲鱼肉熟烂，调味。

【功　用】养阴清热，润肺止咳。适用于咳嗽之肺阴亏虚证。症见口干唇燥，咳嗽无痰，或痰少而黏，偶有痰中带血，大便燥结，潮热盗汗，手足心热，舌红津少，脉细虚数。

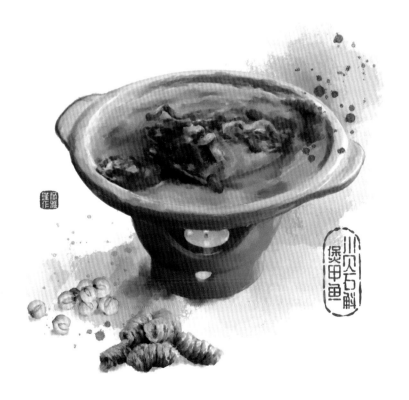

【用　法】每周 1 剂，分餐食用，可经常食用。

【小贴士】肠胃功能虚弱、消化不良的人应慎吃，尤其是患有肠胃炎、胃溃疡、胆囊炎等消化系统疾病患者不宜食用；失眠、孕妇及产后泄泻者也不宜食用。

● 五汁饮

【原　料】马蹄、鲜芦根、鲜藕、雪梨、麦冬各 200g，冰糖少量。

【做　法】诸品榨汁混合，可加少量冰糖。

【功　用】清凉润肺，滋阴生津。适用于肺阴亏虚证。症见低热，口渴，心烦。

【用　法】每日 1 剂，每日 3 次，每次饮服 30ml。

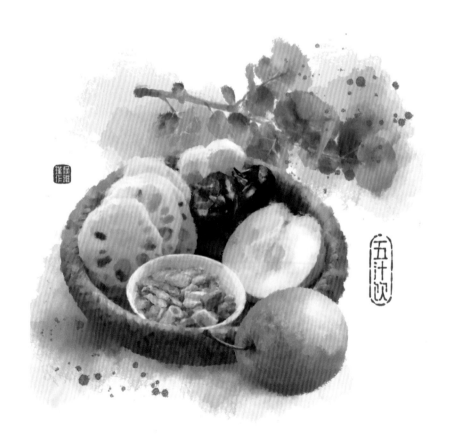

● 百合杏贝炒芥菜

【原　料】鲜百合 30g，甜杏仁 10g，川贝母（细粉）3g，太子参 15g，
　　　　　芥菜、油、盐等调料适量。

【做　法】将鲜百合掰瓣洗净，甜杏仁浸泡去皮，芥菜切段，太子参煎
　　　　　煮取滤液。在热油锅中放入甜杏仁，稍炒，加入太子参煎液、
　　　　　百合、川贝母粉加盖焖煮，汁将收成时加芥菜段快速炒熟，
　　　　　调味。

【功　用】养阴润肺，益气健脾，化痰止咳。适用于咳嗽之气阴两虚证。
　　　　　症见咳嗽，咳痰无力，痰少而黏，偶有痰中带血，身倦懒言，
　　　　　声音低弱，口干唇燥，潮热盗汗，手足心热，舌质淡或红，
　　　　　少津，脉弱。

【用　法】每日 1 剂，可经常食用。

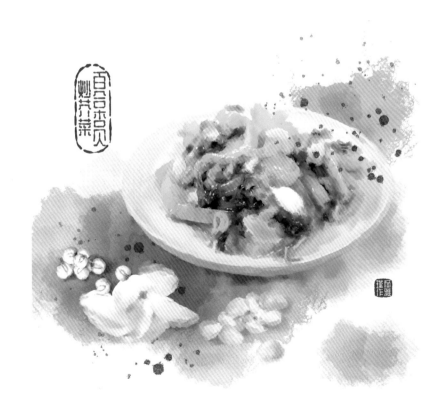

第三节

哮　病

哮病是以喉中哮鸣有声，呼吸困难，甚则喘息不能平卧为主症的反复发作性的肺系疾病。包括西医学的支气管哮喘、喘息性支气管炎、嗜酸性粒细胞增多症（或其他急性肺部过敏性疾患）引起的哮喘。发作期有寒哮、热哮，缓解期多表现为肺虚、脾虚、肾虚。本节主要介绍用于哮病之寒哮证、热哮证、肺卫气虚证、肺脾两虚证、肺肾两虚证、肺脾肾俱虚证的药膳。

● 姜枣粥

【原　料】生姜 9g，大枣 3 枚，红米 50g，红糖适量。

【做　法】大枣与红米加水适量，用文火煮粥，将熟时加入生姜末、红糖，继续煮熟。

【功　用】解表散寒，温肺止咳，健脾益气。适用于寒哮证。症见呼吸急促，喉中哮鸣，胸闷憋气如室，面色晦滞带青，咳吐稀痰，面色苍白，形寒肢冷，口不渴或渴喜热饮，天冷或受寒易发作，苔白滑，脉弦紧或浮紧。

【用　法】每日 1 剂，可经常食用。建议作为冬病夏治药膳方。

● 川贝陈皮粥

【原　料】川贝母（细粉）、陈皮各 3g，小米 50g，蜂蜜适量。

【做　法】将川贝母粉、陈皮、小米加适量水文火煮粥，装碗晾凉，加蜂蜜调匀。

【功　用】清热润肺，化痰止咳，理气和中。适用于热哮证。症见喘息气粗，喉中痰鸣如吼，阵阵呛咳，痰黄稠黏，不易咳吐，烦闷不安，面赤口苦，口渴喜饮，汗出，或兼发热，舌质红苔黄腻，脉滑数。

【用　法】每日 1 剂，可经常食用。

● 补气乳鸽汤

【原　料】黄芪 30g，白术 10g，茯苓、大枣各 15g，乳鸽肉 75g，姜、盐等调料适量。

【做　法】将乳鸽肉置沸水中焯过备用，黄芪、白术、茯苓加水适量煎煮取滤液，与乳鸽肉、大枣、生姜同移至炖罐中，隔水炖熟，调味。

【功　用】益气健脾，固表止汗。适用于哮病之肺卫气虚证。症见气喘，自汗，畏风，疲乏，易感，懒言，舌淡苔白，脉弱。

【用　法】每日 1 剂，可经常食用。

● 加味补虚正气粥

【原　料】炙黄芪、山药各 30g，党参 15g，姜半夏 10g，粳米 100g，白糖少许。

【做　法】将炙黄芪、党参、姜半夏加水适量煎煮取滤液，分 2 次与粳米、山药同煮成粥，粥成加白糖调匀。

【功　用】益气健脾，化痰平喘。适用于哮病之肺脾两虚证。症见气虚痰多，食少便溏，乏力浮肿，劳累或受寒后咳、痰、喘发作加重，苔薄白，脉细弦。

【用　法】每日 1 剂，可经常食用。

● 人参核桃鸡汤

【原　料】人参 5g，核桃仁 10g，鸡肉 300g，鲜菜心 100g，枸杞子、葱、姜、精盐、味精、米酒适量。

【做　法】将人参烘干、研粉，核桃仁压茸，菜心略烫后漂于凉开水中备用；鸡肉洗净，加姜片、葱段、清水入锅中，烧开后撇去泡沫，加入米酒，用小火炖至鸡肉熟透，拣出葱、姜，加入核桃茸、精盐炖约 5min；鸡肉捞出、切条，与鲜菜心同放汤盆中；将

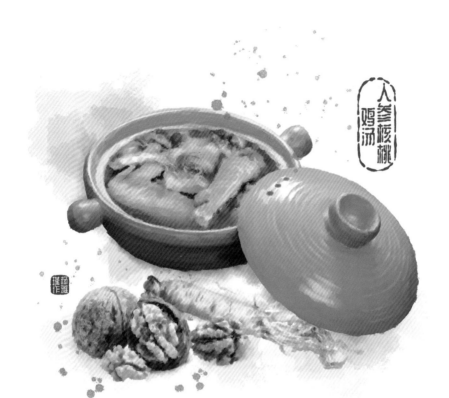

　　枸杞子、人参粉、味精入汤中略焖，搅匀注入汤盆中。

【功　用】补肺益肾，纳气定喘。适用于哮病之肺肾两虚证。症见咳嗽
　　　　　喘促，不能平卧，动辄喘甚，咳声低弱，短气乏力，苔白滑，
　　　　　脉沉细无力等。

【用　法】每日 1 剂，佐餐食用，可经常食用。

【小贴士】实证、热证而正气不虚者不宜食用。

● 虫草参鸽汤

【原　料】人参 3g（或党参 15g），茯苓 15g，白术 9g，陈皮、冬虫夏草
　　　　　各 6g，乳鸽（未换毛的幼鸽）1 只，盐、味精适量。

【做　法】乳鸽去毛和内脏，和诸药一并置于大碗中，加水适量，置于

蒸锅中，隔水炖至乳鸽熟，加少量盐、味精。

【功　用】补肺健脾，益气养血。适用于哮病之肺脾肾俱虚证。症见平
素短气息促，吸气不利，动辄喘甚，劳累后易发作哮喘，头
晕耳鸣，腰膝酸软，食少便溏，神疲乏力。

【用　法】食鸽肉、饮汤。每日 1 剂，每周可服用 2~3 剂。

第四节

肺　胀

肺胀是多种慢性肺系疾患反复发作，迁延不愈，导致肺气胀满，
不能敛降的一种病证。临床表现为胸部膨满，憋闷如塞，喘息上气，
咳嗽痰多，烦躁，心悸，面色晦暗，或唇甲紫绀，脘腹胀满，肢体
浮肿等。其病程缠绵，时轻时重，经久难愈，严重者可出现神昏、
痉厥、出血、喘脱等危重证候。包括西医学中慢性阻塞性肺气肿、
慢性肺源性心脏病等。本节主要介绍用于肺胀之痰热壅盛、肺热津
伤证、肺阴虚证、脾气虚证、气虚血瘀证、肺脾气虚证、肺肾两虚
证的药膳。

● 海蜇马蹄汤（雪羹汤）

【原　料】海蜇 100g，马蹄 150g，生姜片、盐适量。

【做　法】先将海蜇浸透洗净，切块；马蹄洗净，去皮，切片；于锅中
加适量水，放入海蜇、马蹄、生姜片，中火煮 1h，加盐调味。

【功　用】清热化痰，消积开胃，润肺通便。适用于肺胀之痰热壅盛证。
症见痰嗽咳喘，痞积胀满，口干咽痛，大便干燥，小便不利，
舌红苔黄或腻，脉滑数。

【用　法】每日 1 剂，连服 2~3 日。

【小贴士】马蹄性寒滑，身体虚寒及小儿遗尿者慎食。

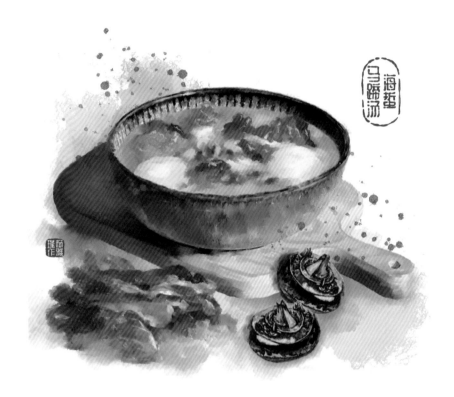

● 杏仁薏苡鸡蛋汤

【原　料】苦杏仁 30g，薏苡仁 60g，鱼腥草 50g，鲜鸡蛋 3 个，大枣、
　　　　　蜂蜜适量。

【做　法】薏苡仁洗净，苦杏仁洗净、打烂，大枣去核，放入砂锅，加
　　　　　水 1000ml，猛火煮沸后，再改小火煮 1h；鱼腥草放入另一锅
　　　　　煮 30min，取汁冲入鸡蛋和蜂蜜，与薏苡仁、苦杏仁、大枣
　　　　　汤混合，搅匀即可。

【功　用】清肺排痰，润燥养肺。适用于肺胀之肺热津伤证。症见久咳
　　　　　痰黄，喘息不停，心烦急躁，胸部隐痛，口渴咽干，盗汗消瘦，
　　　　　舌红苔黄或干，脉弦细数。亦适用于秋冬季肺燥所致的肺痈。

【用　法】每日 1 剂，每日 1~3 次，每次 150~200ml。

● 石斛贝母羹

【原　料】鲜铁皮石斛 10g，川贝母（细粉）3g，鸡蛋 1 个，肉末适量，麻油、盐、姜、葱等调料适量。

【做　法】鲜铁皮石斛洗净，加适量盐，在料理机中搅拌成浆，与肉末同移锅中，文火煮，将熟时加入川贝母粉搅拌，文火煮熟，打入蛋花，加入麻油、姜末、葱花、盐等调料。

【功　用】滋阴润肺。适用于肺胀之肺阴虚证。症见口干唇燥，咳嗽无痰，或痰少而黏，偶有痰中带血，易感冒，自汗出，手足心热，舌质红，脉细虚数。

【用　法】每日 1 剂，每周 1~2 次，可经常食用。

● 四白饮

【原　料】山药 20g，茯苓、白扁豆各 15g，白术 10g。

【做　法】将山药、茯苓、白扁豆、白术加适量水煎煮 2~3 次，取滤液，混合均匀。

【功　用】健脾益气，培土生金。适用于肺胀之脾气虚证。症见面色萎黄，语声低微，四肢无力，食少或便溏，舌质淡，脉细缓。

【用　法】每日 1 剂，代茶频饮。

● 黄芪三七鸡汤

【原　料】黄芪 30g，生三七（细粉）2g，鸡肉 150g，调料适量。

【做　法】将鸡肉洗净，切块，于沸水中焯过，放到煲锅中加入黄芪，共煲至肉熟汤成，加入三七粉拌匀，调味。

【功　用】益气养血，活血化瘀。适用于肺胀之气虚血瘀证。症见面色淡白或晦滞，身倦乏力，气少懒言，疼痛如刺，常见于胸胁痛处不移，拒按，舌淡暗或有紫斑，脉沉涩。

【用　法】每日 1 剂，可经常食用。建议作为冬病夏治药膳方。

● 百合白果牛肉汤

【原　料】百合 30g，白果仁 10g，大枣 7 枚，牛肉 200g，生姜 3 片，盐少许。

【做　法】牛肉洗净，切成薄片；白果仁洗净；百合、大枣、生姜清水洗净，大枣去核，生姜去皮，切 5 片。砂锅中加水 1000ml，猛火煮沸，放入百合、大枣、白果仁、姜片，改中火煮熟，加入牛肉，炖至肉熟，加入盐调味即可。

【功　用】益气补血，止喘涩精。适用于肺胀之肺脾气虚证。症见气短懒言，咳嗽咳痰，声音沙哑，夜尿频数，月经不调，白带过多。

【用　法】每次 150~200ml，每日 1~3 次，间断服用。

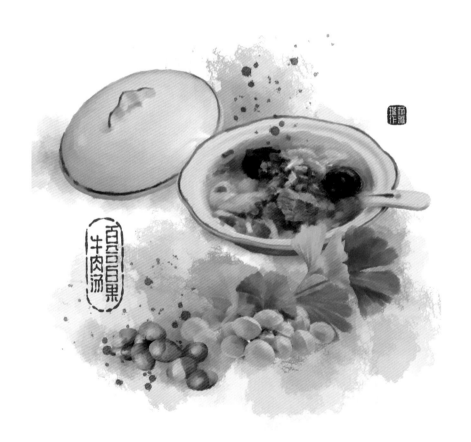

● 人参蛤蚧粥

【原　料】人参粉、蛤蚧粉各 3g，粳米 50g，姜、盐等调料适量。

【做　法】将粳米、蛤蚧粉共煮粥，将熟时加入人参粉搅匀，文火煮熟，用姜末、盐调味。

【功　用】补肺益肾，扶正固本。适用于肺胀之肺肾两虚证。症见胸满气短，动辄气喘，或见面目浮肿，形寒畏冷，舌淡苔白，脉沉而弱。

【用　法】每日 1 剂，可经常食用。建议作为冬病夏治药膳方。

第五节

心　悸

　　心悸是指病人自觉心中悸动，惊惕不安，甚则不能自主的一种病证，临床一般多呈发作性，每因情志波动或劳累过度而发作，常伴胸闷、气短、失眠、健忘、眩晕、耳鸣等症。西医学中各种原因引起的心律失常及心功能不全等，以心悸为主症者，可参考本病辨证施膳。本节主要介绍用于心悸之心气不足证、阴虚火旺证、气血两虚证、心阳不振证的药膳。

● 北芪大枣粥

【原　料】北芪 10g，大枣 10 枚，粳米 200g。

【做　法】把北芪润透切片，大枣洗净，去核，粳米淘净；将粳米、北芪、大枣同放电饭煲内，加水适量，如常规煲粥即成。

【功　用】补心气，宁心神。适用于心悸之心气不足证。症见心悸气短，动辄尤甚，倦怠乏力，头晕，自汗，舌质淡红苔薄白，脉细弱等。

【用　法】每日 1 剂，每周 2~3 次。

● 鳖肉枸杞汤

【原　料】鳖 1 只（约 500g），枸杞子 30g，女贞子 25g，莲子 15g，葱段、姜片、白糖、料酒、味精、精盐适量。

【做　法】将鳖宰杀，斩断头，除去内脏，洗净；枸杞子、女贞子、莲子等中药洗净，纳入鳖腹内；锅置火上，放油烧至八成热，放入鳖，注入适量清水，加入葱段、姜片，用大火煮沸，改用小火煮 1h；捞去姜片、葱段，放入白糖、料酒、味精、精盐，煮至鳖烂熟，汤呈乳白色，即成。

【功　用】滋阴清火，养心安神。适用于心悸之阴虚火旺证。症见心悸，心烦少眠，头晕目眩，腰酸耳鸣，舌红少苔，脉细数或促。

【用　法】每日 1 剂，每周 2~3 次。

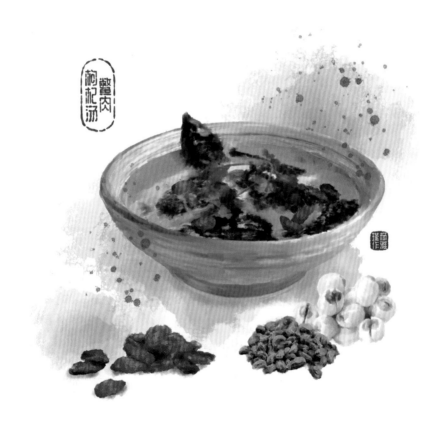

● 归芪乌鸡汤

【原　料】当归、葱各10g，黄芪20g，乌鸡1只，冬菇30g，料酒10ml，姜、盐各5g。

【做　法】当归、黄芪洗净，切成薄片；冬菇切两半，洗净。把洗净的乌鸡放在炖锅内，加入适量清水，放入料酒、葱、姜、盐、冬菇及当归、黄芪，置武火上烧沸，改用小火炖煮1h即成。

【功　用】益气养血，宁心安神。适用于心悸之气血两虚证。症见心悸气短，头晕目眩，面色不华，神疲乏力，心烦不寐，梦多健忘，舌淡红，脉细弱。

【用　法】每日1剂，佐餐食用，吃乌鸡肉50g，喝汤吃冬菇。

● 参茸炖鸡肉

【原　料】鸡肉100g，高丽参片6g，鹿茸片2g，味精、精盐适量。

【做　法】鸡肉洗净，去皮，切粒，与高丽参片、鹿茸片一起放入炖盅，加开水适量，加盖，文火隔开水炖3h，调味食用。

【功　用】温补心阳，养心定悸。适用于心悸之心阳不振证。症见心悸不安，胸闷气短，动辄尤甚，面色苍白，形寒肢冷，舌淡苔白，脉象虚弱或沉细无力。

【用　法】每日1剂，每周1~2次，佐餐食用，吃肉喝汤。

第六节

胸　痹

　　胸痹是以胸部闷痛，甚则胸痛彻背、喘息不得卧为主症的一种疾病，轻者仅感胸闷如窒、呼吸欠畅，重者则有胸痛，严重者心痛彻背、背痛彻心。西医学中的冠状动脉粥样硬化性心脏病（心绞痛、心肌梗死）可参照本病辨证施膳。本节主要介绍用于胸痹之寒凝心脉证、心血瘀阻证、痰瘀互结证、气虚血瘀证、气阴两虚证、心肾阳虚证的药膳。

● 薤白姜桂粥

【原　料】干姜 3g，薤白 10g，连须葱白 2 根，肉桂粉 0.5~1g，粳米
　　　　　100g。

【做　法】葱白洗净、切碎；干姜、薤白、葱白、粳米同煮，先旺火煮开后，
　　　　　转文火慢炖至粥熟；加入肉桂粉，拌匀即可。

【功　用】辛温散寒，宣通心阳。适用于胸痹之寒凝心脉证。症见胸痛，
　　　　　心悸，手足不温，面色苍白，苔薄白，脉沉紧，多因天气骤
　　　　　冷或骤感风寒发病。

【用　法】每日 1 剂，连服 3~4 日。

● 三七炖猪心汤

【原　料】三七粉 4g，猪心 1 个，生姜片、味精、胡椒粉适量。

【做　法】猪心切片，加水与生姜片炖熟后，加入三七粉，拌匀，加味精、
　　　　　胡椒粉调味。

【功　用】活血定痛，散瘀通络，补心安神。适用于胸痹之心血瘀阻证。

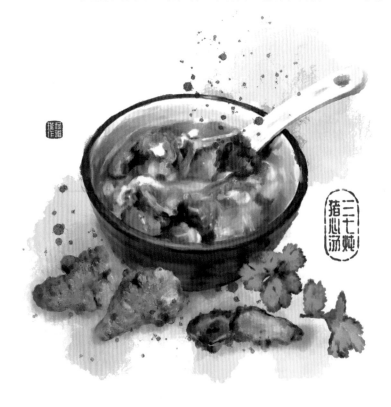

症见胸痛而痛有定处，唇舌紫暗，或舌有瘀斑，苔薄白，脉涩。

【用　　法】喝汤，食猪心适量（每次100g左右），每日1剂，连服4~7日。

【小贴士】胃溃疡及胃炎患者慎用，血脂高者少食猪心。

● 元胡山楂酒

【原　　料】延胡索、山楂、丹参各50g，瓜蒌30g，薤白10g，白酒1000ml。

【做　　法】将上药浸入酒中，密闭浸泡20日即可。

【功　　用】通脉宣痹，豁痰泄浊，活血化瘀。适用于胸痹之痰瘀互结证。症见胸部闷痛或刺痛，痰多，气短，形体肥胖，倦怠，舌胖大、边有齿痕、紫暗或有瘀斑，苔白腻。

【用　　法】每日2~3次，每次10ml。或疼痛发作轻微时，可随时服用。

● 人参三七炖鸡

【原　　料】人参、三七粉各5g，鸡肉100g，大枣、生姜、葱、味精、料酒适量。

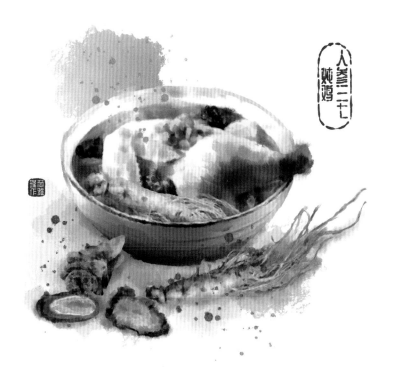

【做　法】将鸡肉洗净、切块，与人参同入锅，加水，加大枣、生姜、葱、料酒、味精调味，文火炖至肉烂，加入三七粉，拌匀即可。

【功　用】补益心气，活血化瘀。适用于胸痹之气虚血瘀证。症见胸痛，痛有定处，心悸气短，乏力，舌质紫苔薄白，脉细涩。

【用　法】每日 1 剂，连服 4~7 日。

【小贴士】进补期间不宜服萝卜。

● 黄精玉竹牛肉汤

【原　料】牛腿精肉 200g，黄精 30g，玉竹、龙眼肉各 15g，生姜 4 片，青菜适量。

【做　法】将黄精、玉竹、龙眼肉洗净；牛腿精肉洗净，切块，开水氽去膻味；诸用料放入锅内，加清水适量，旺火煮沸后，文火慢炖 2~3h，后加入青菜点缀。

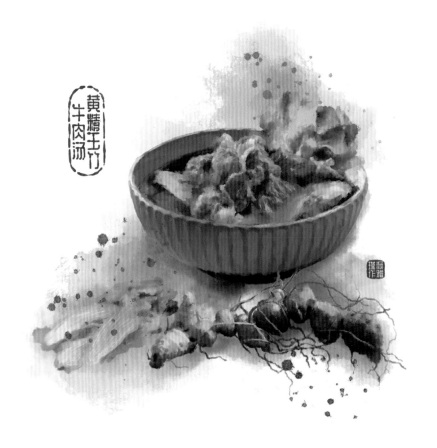

【功　用】益气养阴，养心安神，强筋壮骨。适用于胸痹之气阴两虚证。症见胸部隐痛或闷痛，心悸气短，神疲乏力，舌淡红、胖大、边有齿痕，脉虚细缓或结代。

【用　法】每日 1 剂，每周 4~7 次。

● 参附龙眼粥

【原　料】人参片 6g，制附子、龙眼肉各 10g，肉桂 6g，粳米 100g。

【做　法】用水先煎制附子 1h 以上，后下肉桂，取药汤；人参片、龙眼肉、粳米共煮至米快熟时倒入药汤，继续将粥煮熟。

【功　用】温补阳气，振奋心阳。适用于胸痹之心肾阳虚证。症见胸痛，心悸，腰酸，头晕，耳鸣，舌淡胖、边有齿痕，苔薄或剥，脉细数或结代。

【用　法】每日 1 剂，分 2~3 次服，连服 3~4 日。

第七节

心　衰

　　心衰是以心悸、气喘、肢体水肿为主症的一种病证，为慢性心系疾病反复发展、迁延不愈的最终归宿。轻者可仅表现为气短、不耐劳累，重者可见喘息心悸、不能平卧。西医学中的急慢性心力衰竭可参照本节辨证施膳。本节主要介绍用于心衰之气阴两虚证、阳虚水泛证、心肺两虚证、心血瘀阻证的药膳。

● 参芪炖乌鸡汤

【原　料】乌鸡肉 200g，党参 30g，黄芪 15g，葱、姜、枸杞子少许。

【做　法】将党参、黄芪洗净，乌鸡肉洗净，切小块；把全部用料一起放入炖盅内，加开水适量，炖盅加盖，文火隔水炖 3h，调味即可，随量食用。

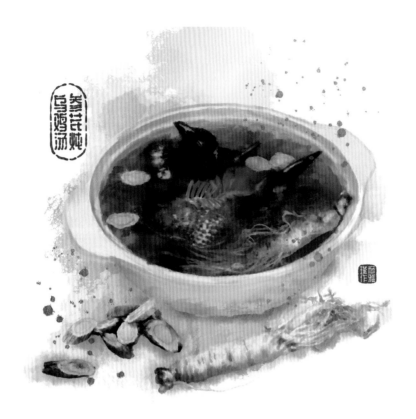

【功　用】益气养阴。适用于心衰之气阴两虚证。症见神疲乏力，胸闷
　　　　　气短，动辄加剧，口干，五心烦热，或伴腰膝酸软、头晕耳鸣，
　　　　　舌暗红少苔，脉细数。

【用　法】每日 1 剂，每周 1~2 次，连服 3~4 周以上。

● 苓桂术甘粥

【原　料】茯苓 15g，白术、桂枝、甘草、干姜各 6g，冬瓜皮 20g，白芍
　　　　　10g，粳米 50g。

【做　法】将茯苓、白术、桂枝、甘草、干姜、冬瓜皮、白芍加水适量，
　　　　　煎汁，共煎 3 次，去渣取汁；与淘洗干净的粳米共煮成粥，
　　　　　缓缓食用。

【功　用】益气温阳，化气利水。适用于心衰之阳虚水泛证。症见水肿

重在下肢或脐下，畏寒肢冷，心悸头眩，小便短少，行动气喘，舌淡少苔，脉沉细。

【用　　法】每日 1 剂，每周 2~3 次。

● 生脉银耳羹

【原　　料】人参 3g（或党参 15g），五味子 3g，麦冬、银耳（干）各10g。

【做　　法】将人参、五味子、麦冬洗净煎汁约 200ml；将银耳泡发去蒂，放入炖盅内，与药汁相混合，炖盅加盖，文火炖软烂即可食用。

【功　　用】益气养心，润肺平喘。适用于心衰之心肺两虚证。症见喘促气短、气急、乏力，咳声有哮鸣音，休息后好转，常在夜间突然气急，不能平卧，舌质淡，脉沉细无力。

【用　　法】每日 1 剂，每周 2~3 次。

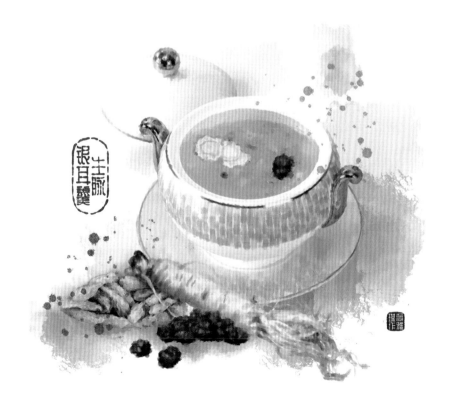

● 桃红丹参乌鸡汤

【原　料】红花 20g，丹参 15g，桃仁、龙眼各 5g，大枣 6 枚，乌鸡 1 只，
生姜 4 片，盐适量。

【做　法】将其中的中药材洗净，稍浸泡，大枣去核；乌鸡宰杀洗净，
一起与生姜下瓦煲，加清水 2500ml，大火煮沸后改小火煲约
2h，加盐便可食用。

【功　用】补益气血，活血化瘀。适用于心衰之心血瘀阻证。症见神疲
乏力，胸闷气短，心悸，活动后诱发或加剧，自汗，面色㿠白，
口唇发绀，或胸部闷痛，舌淡暗、有瘀斑，脉沉细或涩。

【用　法】每日 1 剂，分 2~3 次服用。

第八节

不　寐

　　不寐是以经常不能获得正常睡眠为特征的一类病证，主要表现
为睡眠时间、睡眠深度的不足。轻者入睡困难，或寐而不酣，时寐
时醒或醒后不能再寐；重者彻夜不寐，常影响人们的正常工作、生
活、学习和健康。西医中的神经官能症、更年期综合征、慢性消化
不良、贫血、动脉粥样硬化等以不寐为主要临床表现时，均可参照
本节辨证施膳。本节主要介绍用于不寐之肝火扰心证、痰热扰心证、
心脾两虚证、心肾不交证、心胆气虚证的药膳。

● 公石松瘦肉汤

【原　料】新鲜公石松 50g，猪瘦肉 150g。

【做　法】公石松洗净，猪瘦肉洗净，剁成肉泥，同时放入炖锅内，加
入适量清水，隔水炖 2h，根据个人喜好加入调味料，即可食用。

【功　用】清泻肝火，凉血生津。适用于不寐之肝火扰心证。症见不寐

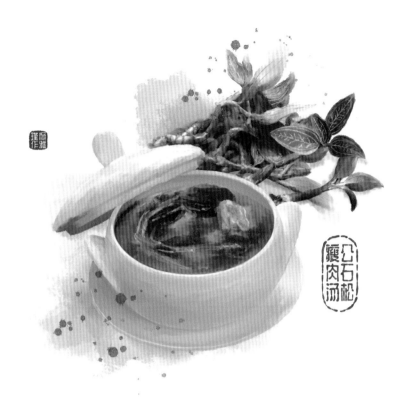

多梦，甚则彻夜不眠，急躁易怒，伴头晕头胀，目赤耳鸣，口干而苦，不思饮食，便秘溲赤，舌红苔黄，脉弦而数。

【用 法】每日 1 剂，连服 3~5 日。可常食用。

● 竹茹芦根百合粳米粥

【原 料】竹茹 15g，芦根 30g，鲜百合 50g，粳米 100g。

【做 法】竹茹、芦根洗净，加水 300ml，煎取药汁 100ml；鲜百合洗净、剥开成片；粳米淘净。把药汁、百合、粳米同放入锅中，加水适量，煮粥即食。

【功 用】清化痰热，和中安神。适用于不寐之痰热扰心证。症见心烦不寐，胸闷脘痞，泛恶嗳气，伴头重，目眩，舌偏红苔黄腻，脉滑数。

【用 法】每日 1 剂，连服 3~5 日。可常食用。

【小贴士】脾胃虚寒者慎用。

● 龙眼肉乌枣汤

【原　料】龙眼肉 20g，乌枣 10 枚，红糖适量。

【做　法】将龙眼肉、乌枣洗净，红糖、清水适量，隔水炖 1h，睡前 1h 服用。

【功　用】益智宁心，养血安神。适用于不寐之心脾两虚证。症见不易入睡，多梦易醒，心悸健忘，神疲食少，伴头晕目眩，面色少华，四肢倦怠，腹胀便溏，舌淡苔薄，脉细无力。

【用　法】每日 1 剂，可常食用。

【小贴士】胃热有痰有火者及肺受风热、咳嗽有痰有血者慎用。

● 熟地老鸭汤

【原　料】老鸭 750~1000g，熟地黄 30g，砂仁 3g，料酒、盐适量。

【做　法】老鸭洗净并剁成块，洗去血水，再冷水入锅，大火烧开，加入料酒去腥，撇去浮沫；另备好热水，将焯过水的鸭块捞出，洗净后取出置于砂锅，加适量清水。熟地黄、砂仁一同加入砂锅武火烧开，文火炖约 2h 至鸭块软烂，加盐提味即可食用。

【功　用】养阴安神。适用于不寐之心肾不交证。症见心烦不寐，入睡困难，心悸多梦，伴头晕耳鸣，腰膝酸软，潮热盗汗，五心烦热，咽干少津，男子遗精，女子月经不调，舌红少苔，脉细数。

【用　法】每日 1 剂，每周 1~2 次，佐餐食用，可经常食用。

【小贴士】熟地黄性质黏腻，有碍消化，凡气滞痰多，湿盛中满、食少便溏者忌服。若重用久服，宜与陈皮、砂仁等同用，以免滋腻碍胃。

● 猪心枣仁汤

【原　料】猪心 1 个，酸枣仁 15g，茯神 20g，远志 6g，盐少许。

【做　法】将猪心剖开，洗去血水，清水煮开，猪心放入开水煮 3min，除去浮沫，猪心捞出洗净。酸枣仁、茯神、远志洗净，一起放入纱布袋内，与猪心一起放入砂锅，加适量清水，武火

煮开，再次除去浮沫，转小火慢炖至猪心熟透，加盐调味即
可食用。

【功　用】益气镇惊，安神定志。适用于不寐之心胆气虚证。症见虚烦
不寐，胆怯心悸，触事易惊，终日惕惕，伴气短自汗，倦怠
乏力，舌淡，脉弦细。

【用　法】喝汤，食猪心适量（每次 100g 左右为宜），每周 1~2 次，佐
餐食用。

【小贴士】胃溃疡及胃炎患者慎用，血脂高者少食猪心。

第九节

头　痛

　　头痛是以病人自觉头部疼痛为特征的一种常见病证。头痛可单
独出现，亦见于多种疾病的过程中。西医中的外感所致头痛、偏头
痛、紧张性头痛、丛集性头痛及外伤性头痛，可参考本节辨证施膳。
本节主要介绍用于外感头痛之风寒证、风热证、风湿证，内伤头痛
之肝阳证、血虚证、气虚证、痰浊证、肾虚证、瘀血证的药膳。

● 豆腐葱豉生姜汤

【原　料】白豆腐 2~3 块，连须葱白 3 段，淡豆豉 20g，生姜 6~7 片。

【做　法】将豆腐洗净、切块，连须葱白洗净、拍扁，淡豆豉洗净，
生姜切片，加水 350ml，同放入锅内，大火烧开，小火煮
20min，根据个人喜好加入调味料，趁热服用。

【功　用】解表发汗，散寒止痛。适用于风寒头痛证。症见头痛时作，
连及项背，呈掣痛样，时有拘急收紧感，常伴恶风畏寒，遇
风尤剧，头痛喜裹，口不渴等，舌淡红苔薄白，脉浮或浮紧。

【用　法】每日 1 剂，连服 2~3 日。服后多穿衣服或盖上棉被，使身体
微微发汗。

◉ 桑菊豆豉粳米粥

【原　　料】桑叶、菊花各 10g，淡豆豉 20g，粳米 50~100g。

【做　　法】桑叶、菊花、淡豆豉加水 300ml，煎取药汁 100ml；粳米煮粥
　　　　　　至烂熟，加入药汁，稍煮即可食。

【功　　用】辛凉解表，散风止痛。适用于风热头痛证。症见头痛而胀，
　　　　　　甚则头胀如裂，发热或恶风，面红目赤，口渴喜饮，便秘尿赤，
　　　　　　舌尖红苔薄黄，脉浮数。

【用　　法】每日 1 剂，连服 2~3 日。

◉ 川芎荷叶粥

【原　　料】川芎 12g，鲜荷叶 1 大张，粳米 100g。

【做　　法】将荷叶洗净，剪刀剪成碎片，与川芎共入砂锅后加水 500ml，
　　　　　　煮沸后，中火煎 15min，滤渣取汁一大碗，再加入粳米，小火
　　　　　　熬成粥，即可食用。

【功　　用】祛风化湿，通窍止痛。适用于风湿头痛证。症见头痛如裹，肢
　　　　　　体困重，胸闷纳呆，小便不利，大便或溏，舌淡苔白腻，脉濡。

【用　　法】每日 1 剂，连服 2~3 日。

◉ 天麻石决明番鸭汤

【原　　料】番鸭 750~1000g，天麻 10g，石决明 15g，枸杞子、生姜、盐、
　　　　　　料酒适量。

【做　　法】将天麻与石决明用纱布袋包扎好备用；番鸭清洗干净并剁成
　　　　　　块，洗去血水，再冷水入锅，大火烧开，加入料酒去腥，撇
　　　　　　去浮沫，另备好热水，将焯过水的番鸭块捞入洗净后取出。
　　　　　　天麻、石决明、番鸭块、生姜一同加入砂锅，加清水适量，
　　　　　　武火烧开，文火炖约 2h 至番鸭块软烂，去药袋，加盐提味，
　　　　　　加枸杞子点缀即可食用。

【功　　用】平肝潜阳。适用于肝阳头痛证。症见头胀痛而眩，以两侧为主，
　　　　　　心烦易怒，口苦面红，或兼胁痛，舌红苔薄黄，脉弦数。

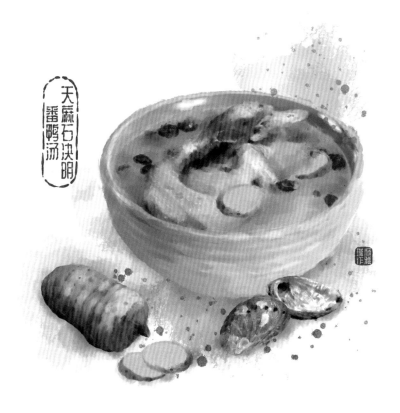

【用　法】每日 1 剂，每周 1~2 次，佐餐食用，喝汤，食鸭肉适量，可经常食用。

【小贴士】凡病人见津亏、血虚、阴虚等，慎用天麻；素体虚寒、受凉引起的不思饮食，胃部冷痛，腹泻清稀，腰痛及寒性痛经，肥胖，动脉硬化，慢性肠炎应少食；感冒患者与孕妇不宜食用。

● 枸杞叶芹菜鱼片汤

【原　料】枸杞叶 250g，草鱼片 50g，芹菜 120g，生姜 3 片，盐、油、芡粉适量。

【做　法】枸杞枝洗净、摘叶；芹菜去根、叶，洗净，切段；草鱼片用适量的盐、生姜、芡粉、油拌匀；先将枸杞枝扎成一团，加适量清水，文火煮沸约 20min，去枝留汤用；将枸杞叶、芹菜及少许油放入汤内，文火煮沸约 10min，下鱼片稍煮至刚熟，调味即可。

【功　用】平肝潜阳，清肝明目。适用于肝阳头痛证。症见头胀痛，眩晕，
　　　　　烦热，面红目赤，舌红苔薄黄，脉弦数。

【用　法】每日 1 剂，每周 3~4 次。

【小贴士】枸杞叶与乳制品相克。

● 四物炖母鸡

【原　料】母鸡 1 只，熟地黄 15g，白芍、当归身各 10g，川芎 6g，生姜、
　　　　　葱、料酒、盐适量。

【做　法】母鸡去内脏，洗净，当归身、川芎片、熟地黄、白芍装纱布袋，
　　　　　然后放入鸡腹内，置砂锅中，加入葱、姜、料酒等，加入适
　　　　　量的清水，武火煮至沸后，改用文火炖至鸡肉熟透，加盐调
　　　　　味即可食用。

【功　用】滋阴养血。适用于血虚头痛证。症见头痛而晕，心悸怔忡，
　　　　　神疲乏力，面色少华，舌质淡苔薄白，脉细弱。

【用　法】每日 1 剂，每周 1~2 次，佐餐食用，喝汤，食鸡肉适量，可

经常食用。

【小贴士】外邪未净及热性病患者不宜食用。

● 人参莲肉汤

【原　料】人参 10g，莲子 15 枚，冰糖 30g。

【做　法】将人参与去心莲子肉放碗内，加水适量浸泡至透，再加入冰糖，置锅内隔水蒸炖 1h，即可食用。

【功　用】益气健脾养心。适用于气虚头痛证。症见头晕乏力，心悸失眠，气短懒言，劳累加重，唇舌色淡苔薄，脉沉细弱。

【用　法】每日 1 剂，连服 3~4 周。

● 四君蒸母鸡

【原　料】母鸡 1 只，党参、茯苓各 15g，白术 10g，炙甘草 3g，葱、姜、料酒、盐、味精适量。

【做　法】母鸡去内脏，洗净，入沸水滚一遍捞起；将党参、白术、茯苓、炙甘草、葱、姜装纱布袋，然后放入鸡腹内，置蒸碗中；加入葱、姜、料酒、少许温水，用湿绵纸封住碗口，上屉武火蒸约 2h，去纸并取出鸡腹内药包、葱、姜，加盐、味精，即可食用。

【功　用】健脾益气。适用于气虚头痛证。症见头痛隐隐，时发时止，遇劳则加重，纳食减少，倦怠乏力，气短自汗，舌质淡苔薄白，脉细弱。

【用　法】每日 1 剂，每周 1~2 次，佐餐食用，鸡肉适量，可经常食用。

【小贴士】外邪未净及热性病患者不宜食用。

● 陈夏山药粳米粥

【原　料】陈皮 12g，法半夏、山药各 10g，粳米 100g。

【做　法】先将陈皮、法半夏加水 500ml，煎取药汁 300ml，药汁加入粳米、山药同煮为粥。

【功　用】健脾和胃，化痰降逆。适用于痰浊头痛证。症见头痛昏蒙沉重，胸脘痞闷，纳呆呕恶，舌淡苔白腻，脉滑或弦滑。

【用　法】每日 1 剂，早、晚各 1 次分服，连服 5 日。

【小贴士】陈皮燥湿助热，舌赤少津，内有实热者慎用，阴虚燥咳者不宜选用。

人参核桃粳米粥

【原　料】鲜人参 10g，核桃肉 8 个，粳米 100g，红糖适量。

【做　法】先将人参洗净、切片，与核桃肉、粳米加适量水同煮，大火煮开，文火慢熬 1h 左右至粥熟，可加红糖适量。

【功　用】补肾填精。适用于肾虚头痛证。症见头痛且空，眩晕耳鸣，腰膝酸软，神疲乏力，少寐健忘，遗精带下，舌红少苔，脉细无力。

【用　法】每日 1 剂，温服，可常服用。

【小贴士】痰火内热、腹泻便溏者忌食。不宜与浓茶、萝卜同食。

甲鱼滋肾汤

【原　料】甲鱼 1 只（300g 以上者），枸杞子 30g，熟地黄 15g。

【做　法】将甲鱼放入沸水中烫死，剁去头、爪，去甲、内脏，洗净切成小方块，放入锅内，再放入洗净的枸杞子、熟地黄，加水适量，武火烧开，文火炖甲鱼肉，熟透即成，分次食用。

【功　用】滋补肝肾。适用于肾虚头痛证。症见腰膝酸软、头晕耳鸣、心烦失眠，舌红苔少，脉细数。

【用　法】每日 1 剂，1~2 次分服，连服 3~4 周。

三七川芎莲藕汤

【原　料】鲜莲藕 1 段，三七粉 3g，川芎、升麻各 6g，冰糖少许。

【做　法】将川芎与升麻放入纱布袋中，加 500ml 清水，大火煮开，文火煮 30min 左右，去药袋；将莲藕洗净，去皮切片；加入药汤，

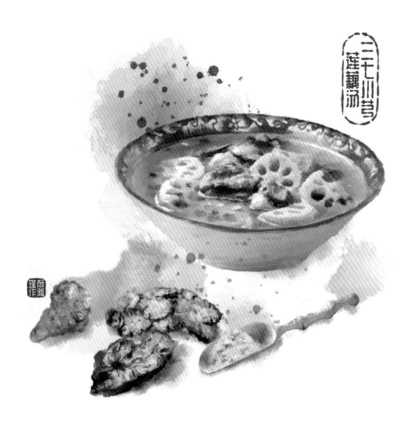

煮熟后加入冰糖，冲入三七粉。

【功　用】活血化瘀止痛。适用于瘀血头痛证。症见头痛经久不愈，痛
　　　　　处固定不移，痛如锥刺，或有头部外伤史，舌质紫暗，可见
　　　　　瘀斑、瘀点，苔薄白，脉细或细涩。

【用　法】每日 1 剂，每周 1~2 次，佐餐温服。

【小贴士】热盛出血者禁服，湿盛中满、大便溏泄者及孕妇慎服。

● 桃仁粥

【原　料】桃仁 15g，粳米 60g。

【做　法】将桃仁捣烂如泥，加水碾去渣，以汁煮粳米为粥。

【功　用】活血化瘀。适用于瘀血头痛证。症见头部刺痛，痛有定处，
　　　　　头皮麻木或有蚁行感，舌暗红、有瘀斑，脉弦涩。

【用　法】每日 1 剂，1 日内分 2 次，空腹温食，连服 7~10 日。

第十节————————————————————

眩　晕

　　眩是指眼花或眼前发黑，晕是指头晕甚或感觉自身或外界景物旋转，二者常同时并见，故统称为"眩晕"。西医中的良性位置性眩晕、后循环缺血、梅尼埃病、高血压等以眩晕为主症者，可参考本节辨证施膳。本节主要介绍用于眩晕之肝阳上亢证、痰湿中阻证、瘀血阻窍证、气血亏虚证、肝肾阴虚证、阴虚阳亢证、肾精不足证的药膳。

◎　天麻煮鹅蛋

【原　　料】天麻 10g，鹅蛋 1 个。

【做　　法】将鹅蛋洗净，带壳与天麻加水 350ml 同煮，待鹅蛋煮熟后取出，敲裂蛋壳，再文火慢煮约 10min。

【功　　用】平肝潜阳，息风通络。适用于眩晕之肝阳上亢证。症见眩晕，耳鸣，头目胀痛，急躁易怒，口苦，失眠多梦，遇烦劳郁怒而加重，甚则仆倒，颜面潮红，肢麻震颤，舌红苔黄，脉弦或数。

【用　　法】食蛋喝汤，每日 1 剂，连服 2~3 日。

【小贴士】外感头晕、气血两虚者慎用。

◎　决明子粥

【原　　料】决明子 10g，粳米 50g，冰糖适量。

【做　　法】先把决明子放入锅内炒至微有焦香，取出，待凉后煎汁，去渣；放入粳米煮粥，粥将熟时，加入冰糖，再煮一二沸即可。

【功　　用】清肝明目，通便。适用于眩晕之肝阳上亢证。症见眩晕头胀，易怒，面红目赤，口唇舌红，苔黄，脉弦数，兼见习惯性便秘、视物模糊等。

【用　法】宜春、夏季食用。每日 1 剂，每周 3~4 次。

【小贴士】大便泄泻者忌服。

鲍鱼炖竹荪

【原　料】带壳鲍鱼 150g，竹荪 15g，猪排 300g，香叶 1 片，盐、鸡精适量。

【做　法】剪去竹荪头蒂，淡盐水浸泡 15min 左右，轻轻搓洗干净，将竹荪放入沸水中微烫，捞出置凉水中备用；鲍鱼洗净，不去外壳；猪排冷水下锅，氽去血水，洗净。猪排、鲍鱼放入炖锅中，加入香叶和适量水，炖至熟烂，接着放入竹荪，烧开，最后加盐和鸡精，拌匀即可。

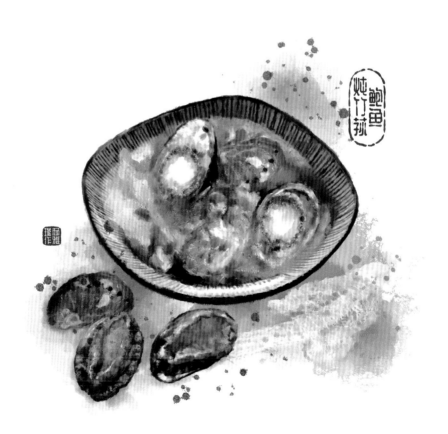

【功　用】平肝潜阳，益气明目。适用于眩晕之肝阳上亢证。症见眩晕，
　　　　　头胀痛，耳鸣，易怒，面红，目赤，口唇舌红，苔黄，脉弦数，
　　　　　兼见视物模糊，失眠等。

【用　法】每日 1 剂，每周 3~4 次。

● 天麻茯苓炖豆腐

【原　料】白豆腐 2 块，天麻 10g，茯苓 15g，新鲜香菇 3 朵，七层塔适量。

【做　法】将豆腐洗净，切块，香菇切十字纹，七层塔洗净备用；将豆
　　　　　腐置于锅中，加水 500ml 水煮沸，放入天麻、茯苓，用小火
　　　　　煮 1h，加入七层塔，调味即可食用。

【功　用】化痰祛湿，健脾和胃。适用于眩晕之痰湿中阻证。症见眩晕、
　　　　　头重如蒙，或伴视物旋转，胸闷恶心，呕吐痰涎，食少多寐，
　　　　　舌苔白腻，脉濡滑。

【用　法】每日 1 剂，连服 2~3 日。

【小贴士】脾胃虚寒、肠滑泄泻者不宜食用，痛风、尿酸高者不宜多食。

● 天麻川芎鱼头汤

【原　料】当归、川芎各 10g，生姜 3 片，鲢鱼头 1 个。

【做　法】鱼头对半切开，洗净，加入生姜片，同煎至鱼头两面金黄，
　　　　　置于砂锅中；当归、川芎洗净、切片，装入纱布袋中，扎紧
　　　　　袋口，同放入锅内。加水 350ml，大火烧开，撇去浮沫，小火
　　　　　炖煮 60min，取出药袋，根据个人喜好加入调味料即可食用。

【功　用】活血通窍。适用于眩晕之瘀血阻窍证。症见眩晕，头痛，且
　　　　　痛有定处，兼见健忘，失眠，心悸，精神不振，耳鸣耳聋，
　　　　　面唇紫暗，舌暗而有瘀斑，多伴见舌下脉络迂曲增粗，脉涩
　　　　　或细涩。

【用　法】每日 1 剂，可不定期食用。

【小贴士】凡阴虚火旺、舌红口干、多汗、月经过多及出血性疾病不宜
　　　　　食用，孕妇慎用。

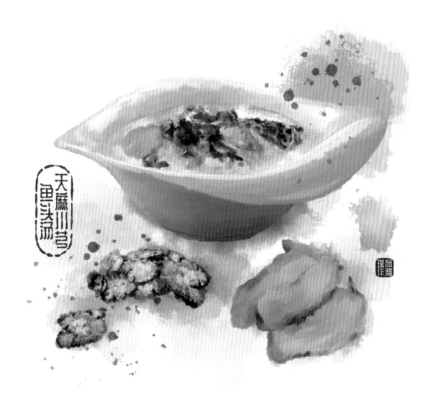

● 当归参芪羊肉羹

【原　料】羊肉500g，黄芪、党参各15g，当归、大枣、枸杞子各10g，
　　　　　生姜3片，盐少许。

【做　法】羊肉切块，倒入清水浸泡0.5h，泡出血水，中间可换水1次，
　　　　　浸泡后再多次清水洗净血水，捞出置于锅中加入清水，大火
　　　　　煮开，撇去浮沫，再将羊肉捞出清水冲洗干净备用。将黄芪、
　　　　　党参、当归用纱布包裹，与羊肉、大枣、生姜同放砂锅内，
　　　　　加适量水，大火煮开，转中小火煮至羊肉熟烂，加入枸杞子、
　　　　　盐少许。

【功　用】补养气血，强身壮体。适用于眩晕之气血亏虚证。症见眩晕，
　　　　　动辄加剧，劳累即发，面色㿠白，神疲自汗，倦怠懒言，

唇甲不华，发色不泽，心悸少寐，纳少腹胀，舌淡苔薄白，脉细弱。

【用　法】每日 1 剂，喝汤，食羊肉适量，可不定期食用。

【小贴士】有内热的病人慎用。

● 菠菜皮蛋粥

【原　料】菠菜 30g，皮蛋 1 个，瘦肉、粳米各 50g，盐、味精适量。

【做　法】菠菜、粳米洗净，皮蛋、瘦肉切片；将菠菜、皮蛋、瘦肉、粳米加水同煮，旺火烧开，转文火熬成稀粥，加盐、味精调味。

【功　用】补肝肾，益精血，除虚烦。适用于眩晕之肝肾阴虚证。症见眩晕，耳鸣，健忘，失眠多梦，腰酸腿软，舌红苔白，脉弦细数。

【用　法】每日 1 剂，每周 3~4 次。

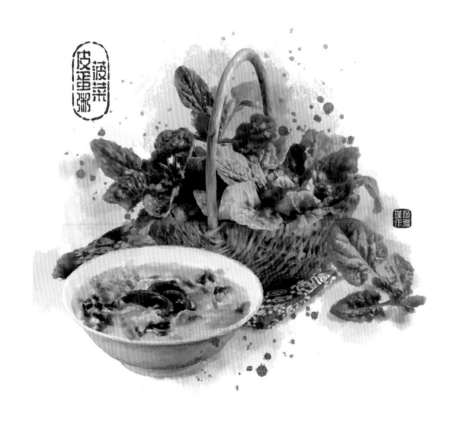

● 金线莲甲鱼汤

【原　料】金线莲（干品）6g，甲鱼1只（约1kg），瘦猪肉50g，生姜3片，盐适量。

【做　法】甲鱼宰杀，洗净，切块；将甲鱼、金线莲、瘦猪肉、生姜片一起放入锅中，加入适量的水炖至熟烂，加盐调味即可。

【功　用】清热平肝，滋阴潜阳。适用于眩晕之阴虚阳亢证。症见眩晕耳鸣，潮热盗汗，五心烦热，舌红而干，脉细数等。

【用　法】每日1剂，每周2~3次。

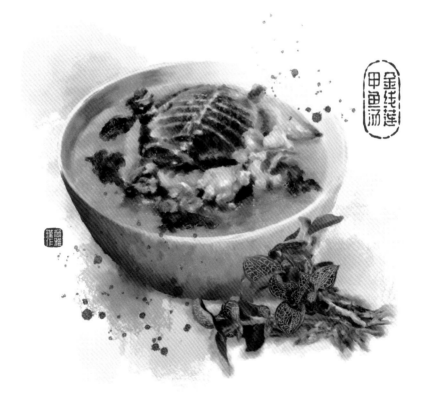

● 黄精猪腰汤

【原　料】猪腰1个，黄精20g，生姜2片。

【做　法】猪腰洗净，对切，除去猪腰白脂膜，用生粉抓，清洗去腥臊味，切小块；黄精洗净，切片；生姜洗净。把全部用料放入砂锅内，

加清水适量，武火煮沸后，文火煲 0.5h，根据个人喜好加入
调味料服用。

【功　用】补肾填精。适用于眩晕之肾精不足证。症见眩晕日久不愈，
精神萎靡，腰酸膝软，少寐多梦，健忘，两目干涩，视力减退，
或遗精滑泄，耳鸣齿摇，或颧红咽干，五心烦热，舌红少苔，
脉细数，或面色㿠白、形寒肢冷，舌淡嫩苔白，脉沉细无力，
尺脉尤甚。

【用　法】每日 1 剂，可不定期食用。

【小贴士】脾虚湿阻、痰湿壅滞、气滞腹满者不宜食用。

第十一节

面　瘫

　　面瘫是以口、眼向一侧歪斜为主要临床表现的一种病证。相当
于西医学特发性面神经麻痹、面神经炎。本节主要介绍面瘫之风寒
袭络证、风热袭络证的药膳。

● 川芎白芷炖鱼头

【原　料】川芎、白芷各 9g，鳙鱼头 500g，葱、胡椒、姜、盐适量。

【做　法】将川芎、白芷洗净，与去鳞、鱼鳃的洗净的鳙鱼头一起放入
砂锅，加入适量清水，武火烧沸，再以文火炖 0.5h，加入调
料即可。

【功　用】祛风散寒，活血通络。适用于面瘫之风寒袭络证。症见急性
发作，常在睡眠起来后发现一侧面部肌肉的僵硬麻木瘫痪，
不能做闭眼、皱眉等动作，口角下垂，语言不利，流口水，
不能吹口哨，伴随关节肌肉酸痛、怕冷，舌淡苔薄白，脉紧。

【用　法】每日 1 剂，分早、晚食鱼喝汤，连服 3~5 日。

● 薄荷糖

【原　料】薄荷粉 30g，白糖 500g。

【做　法】将白糖放入锅中，加入少许水，用文火炼稠。然后加入薄荷粉，调匀，再继续熬至挑起成丝状而不黏手时，停火。

【功　用】疏风清热解表。适用于面瘫之风热袭络证。症见突然出现一侧面部表情肌的瘫痪，不能做皱眉、闭眼动作，额纹消失，眼裂变大，鼻唇沟变浅，早期出现耳根后疼痛、咽喉疼痛、舌红苔黄腻。

【用　法】每日 1 剂，可经常食用。

第十二节

胃　痛

胃痛是以上腹胃脘部近心窝处疼痛为主症的病证。西医学的急、慢性胃炎，消化性溃疡，胃痉挛，胃下垂，胃黏膜脱垂症，胃神经官能症等疾病，当以上腹部疼痛为主要表现时，均可参考本节辨证施膳。本节主要介绍胃痛之胃阴亏虚证、脾胃虚寒证的药膳。

● 沙参玉竹鸽子汤

【原　料】玉竹 15g，北沙参 30g，净白鸽 1 只，生姜 1 片，米醋、精盐等调料适量。

【做　法】将沙参切成小块，鸽子切块，放砂锅中加玉竹、北沙参、精盐等调料，加水 500ml；汤煮沸后，将生姜洗净、切丝，放入砂锅中，再加入少量的醋；再加水 500ml，文火炖至肉熟烂，饮汤食肉。

【功　用】养阴益胃生津。适用于胃痛之胃阴亏虚证。症见胃脘隐隐灼痛，似饥而不欲食，口燥咽干，五心烦热，消瘦乏力，大便干结，舌红少津，脉细数。

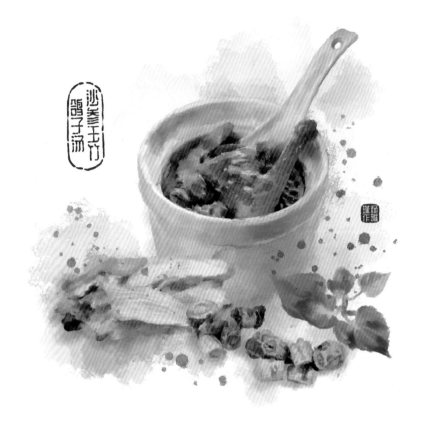

【用　法】每日1剂，每周2次。

【小贴士】沙参不宜与藜芦同用，本品性寒，脾胃虚寒、寒饮咳嗽、脾
　　　　　虚便溏者不适用。

● 白胡椒猪肚汤

【原　料】猪肚1只，白胡椒粒20g，山药50g，薏苡仁、莲子各30g，
　　　　　生姜3片，面粉、盐、味精、料酒适量。

【做　法】将薏苡仁用水洗净泡开，山药去皮切块，白胡椒粒碾碎备用；
　　　　　猪肚用料酒内外搓洗，倒去浊水，然后加入少量面粉和盐，
　　　　　反复揉搓洗净，再用面粉和盐重复揉洗2次，将黏液杂质均
　　　　　洗净，冲水沥干。热水入锅，加入料酒和生姜片，放入猪肚，
　　　　　汆水去腥，捞起猪肚，放凉后刮去猪肚内外的白色杂物，然
　　　　　后切成1cm宽的长条；将切好的猪肚、生姜片、山药、薏苡仁、

莲子、白胡椒一起放入砂煲内，倒入足量的开水，煲汤 2h，
待汤色变乳白、飘出胡椒香气，加入适量盐、味精调味即可。

【功　用】温中健脾，和胃止痛。适用于胃痛之脾胃虚寒证。症见胃痛
隐隐，绵绵不休，喜温喜按，空腹痛甚，得食则缓，劳累或
受凉后加重，泛吐清水，神疲纳呆，手足不温，大便溏薄，
舌淡苔白，脉虚弱。

【用　法】每日 1 剂，每周 2 次。

第十三节

痞　满

　　痞满是自觉心下痞塞，胸膈胀满，触之无形，按之柔软，压之
无痛为主要症状的病证。胃脘部满闷不舒是临床上很常见的一个症
状，西医学中的慢性胃炎、胃神经官能症、胃下垂、消化不良等疾
病，当出现上腹部满闷为主要表现时，可参考本节辨证施膳。本节
主要介绍痞满之脾气虚弱证、饮食积滞证的药膳。

● 健脾糯米糕

【原　料】茯苓 20g，莲子 35g，党参 30g，白术 10g，生姜 2g，糯米
200g，面粉 500g，白糖 200g，酵母、碱水适量。

【做　法】将茯苓、莲子、党参、白术、生姜研成细粉；把全部原料混
合在一起，将面粉、白糖、酵母放入盆里，清水适量；揉成
面团，待面团发酵后，加适量碱水，揉匀；然后做成糕坯，
上笼武火蒸 20~25min 即可。

【功　用】健脾渗湿，益气补中。适用于痞满之脾气虚弱证。症见纳差
乏力，腹泻，面黄饥瘦，舌淡红苔薄白，脉虚细。

【用　法】每日 1 剂，空腹适量食用。

【小贴士】长期卧床虚实夹杂的患者不宜食用，易助长邪气。

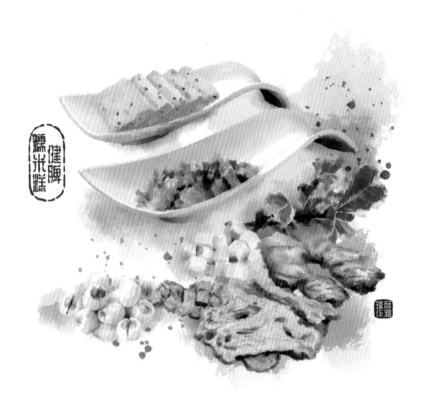

● 焦三仙粥

【原　料】焦山楂 30g，焦神曲、焦麦芽各 15g，莱菔子 10g，枳实 5g，
　　　　　粳米 100g，红糖适量。

【做　法】将焦三仙、莱菔子、枳实洗净后，去渣捣碎；倒入砂锅中煎
　　　　　取药汁；粳米淘洗干净，入砂锅加清水煎煮；待水煮开后，
　　　　　再倒入药汁煮至米烂，最后加入红糖。

【功　用】健脾消食。适用于痞满之饮食积滞证。症见胃脘胀痛，纳呆
　　　　　厌食，嗳气吞酸，舌苔厚腻，脉滑。

【用　法】每日 1 剂，佐餐温服。

【小贴士】人参不与莱菔子同用，无食积、痰滞者慎用。

第十四节

泄　泻

　　泄泻是以排便次数增多，粪便稀溏或完谷不化，甚至泄出如水样为主症的病证。凡属消化器官发生功能或器质性病变导致的腹泻，如急慢性肠炎、肠结核、肠易激综合征、吸收不良综合征等，均可参考本节辨证施膳。本节主要介绍泄泻之脾胃虚弱证、脾虚湿盛证、脾肾阳虚证的药膳。

● 莲子粳米糕

【原　料】莲子、粳米各 300g，糯米 200g，白糖适量。

【做　法】莲子沸水浸泡后去皮、心，加水煮烂，捣成泥；糯米、粳米用清水浸泡 2h，淘洗干净，与莲子相拌，置瓷盆内隔水蒸熟放凉，压平切块，撒一层白糖即可食用。

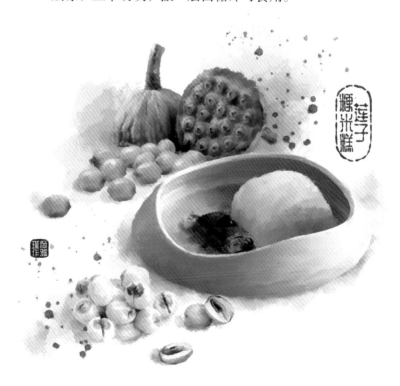

【功　用】补脾养胃，涩肠止泻。适用于泄泻之脾胃虚弱证。症见纳差，腹胀，乏力，舌淡苔薄白，脉弦。

【用　法】每日早、晚各 1 剂，空腹温热食之。

【小贴士】对莲子、粳米、糯米过敏，大便干燥的人群不宜过量服用。

● 薏苡芪术粥

【原　料】党参 15g，黄芪、白术各 20g，炒薏苡仁 60g，大枣 4 枚，粳米 100g，盐少许。

【做　法】将大枣洗净、去核，与党参、黄芪、白术、炒薏苡仁、粳米一起放入锅内，先武火后文火熬成粥，粥将熟时放少许盐调味，即可食用。

【功　用】补中益气，健脾去湿。适用于泄泻之脾虚湿盛证。症见脘腹痞满，腹痛便溏，头身困重，腹泻，舌淡胖苔白腻，脉濡缓。

【用　法】每日早、晚各 1 剂，温热食之。

【小贴士】不宜喝茶和吃萝卜，以免影响药效；湿热内蕴所致泄泻者及孕妇慎用。

● 羊肉汤

【原　料】羊肉 500g，山药 150g，干荔枝肉 7 枚，姜、葱白、胡椒、黄酒少许。

【做　法】将羊肉剔去筋膜，洗净，放入沸水锅内，除去血水；将山药用水润透后，切成薄片，然后将山药、干荔枝肉、羊肉一起放入锅内，加水适量；加入姜、葱白、胡椒、黄酒，先用武火煮沸，除去浮沫，文火炖至烂熟，捞出羊肉晾凉；将羊肉切成片，装入碗中，再将原汤除去姜、葱白，略加调味，将山药、干荔枝肉一起倒入羊肉碗内即可服用。

【功　用】温肾健脾，祛寒止泻。适用于泄泻之脾肾阳虚证。症见畏寒肢冷、腹部冷痛，面色㿠白，舌淡胖苔白滑，脉沉迟无力。

【用　法】每日 1 剂，羊肉适量，作为晚餐食用，5 日为 1 个疗程。

【小贴士】红酒勿与羊肉同食，一切热性疾病者禁食。

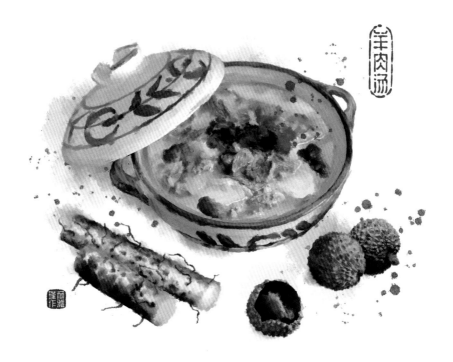

第十五节

便 秘

　　便秘是指由于大肠传导失常，导致大便秘结，排便周期延长；或周期不长，但粪质干结，排出艰难；或粪质不硬，虽有便意，但便而不畅的病证。西医学中的功能性便秘，即属本病范畴，肠道激惹综合征、肠炎恢复期、直肠及肛门疾病所致便秘、药物性便秘、内分泌及代谢性疾病的便秘，以及肌力减退所致的排便困难等，均可参照本节辨证施膳。本节主要介绍便秘之阴虚证、气虚血亏证、气机阻滞证的药膳。

● 桑地甜蜜粥

【原　料】桑椹、生地黄各200g，酥油（即牛乳或羊乳提炼的油脂）30g，蜂蜜35g，大米100g。

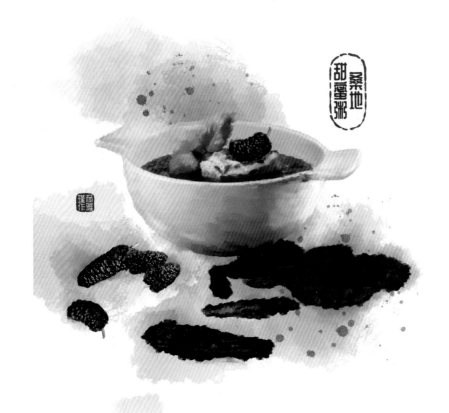

桑地甜蜜粥

【做　法】将桑椹、生地黄压碎碾成细末；将大米洗净，与桑椹、生地
　　　　　黄一起放入锅内，加适量清水，用文火煎煮；沸后加入酥油
　　　　　及蜂蜜，熬至粥稠即可食用。

【功　用】滋阴补血，润肠通便。适用于便秘之阴虚证，症见口干，小
　　　　　便短少，皮肤干瘪，苔少津或干，脉细数。

【用　法】每日早、晚各 1 剂。

【小贴士】脾胃虚寒，腹泻便溏者勿食。

● **升蓉炖猪大肠**

【原　料】升麻 75g，当归身、肉苁蓉各 15g，猪大肠约 30cm，葱、姜、
　　　　　盐、黄酒适量。

【做　法】将猪大肠用盐水搓洗干净；将升麻、当归身、肉苁蓉洗净后，
　　　　　装入大肠内，用线将两头扎紧；猪大肠放入砂锅内，加葱、姜、

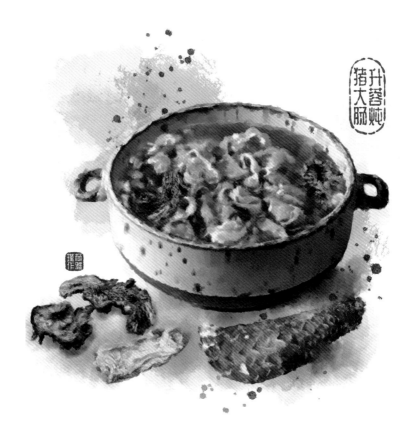

盐、黄酒及适量清水，先用武火煮沸，然后改用文火炖 3h，
至猪大肠熟透即可食用。

【功　用】补气养血，润肠通便。适用于便秘之气虚血亏证。症见神
疲乏力，少气懒言，头晕眼花，形体消瘦，舌淡白，脉细
无力。

【用　法】每日早、晚各 1 剂，单吃或佐餐食用。

【小贴士】阴虚阳浮、气逆不降及麻疹已透者均忌食，湿盛中满、大便
泄泻者慎食。

● 香仁粥

【原　料】黄芪 40g，木香 10g，柏子仁 30g，大米 100g，葱、姜、盐、
蜂蜜适量。

【做　法】将黄芪、木香洗净，加水适量，浸泡 30min；柏子仁洗净，除

去杂质，捣烂；将黄芪、木香、柏子仁一起放入大米中煮，加葱、姜、盐及适量清水，先用武火煮沸，再用文火熬 15min，熬至粥稠，最后加入适量蜂蜜调味即可。

【功　用】补气行气，润肠通便。适用于便秘之气机阻滞证。症见情志变化便秘加重，善太息，甚或胀痛，舌淡红，脉弦。

【用　法】每日 1 剂。

【小贴士】便溏、痰多者慎食，热毒尚盛、阴虚阳亢者均不宜服用。

第十六节

胃　癌

　　胃癌在发病初期多无明显症状，到了中晚期表现有胃部疼痛、食欲减退、消瘦乏力、恶心、呕血及黑便、严重贫血等。本节主要介绍胃癌之痰湿中阻证的药膳。

● 木棉牡蛎汤

【原　料】带刺木棉树皮 500g，牡蛎、石决明、昆布、紫菜各 15g，猪瘦肉 200g，葱、姜、胡椒粉、盐适量。

【做　法】将木棉树皮择好洗净，切碎下锅；牡蛎、石决明、昆布、紫菜洗净下锅；将洗好的猪瘦肉切块放入砂锅中，并加适量葱、姜、胡椒粉、盐等，加水适量，煎煮 1h，最后去渣取汁即可食用。

【功　用】化痰祛湿，软坚抗癌。适用于胃癌之痰湿中阻证。症见胸闷痞塞，口干不欲饮，大便溏，舌白苔厚腻，脉滑。

【用　法】每日 1 剂，分 3 次温服。

【小贴士】石决明反云母，畏旋覆花，不得与山桃同食；本品脾胃虚寒者慎食。

第十七节————————————————————

胁 痛

　　胁痛是以一侧或两侧胁肋部疼痛为主要表现的病证。西医学中的急性肝炎、慢性肝炎、肝硬化、肝寄生虫病、肝癌、急性胆囊炎、慢性胆囊炎、胆石症、胆道蛔虫及肋间神经痛等以胁痛为主要症状时均可参考本节辨证施膳。本节主要介绍胁痛之肝郁气滞证、肝胆湿热证、肝肾阴虚证的药膳。

● 胡椒砂仁肚

【原　料】胡椒、生姜各 20g，砂仁 10g，大枣 10 枚，猪肚 500g，生粉、盐、味精适量。

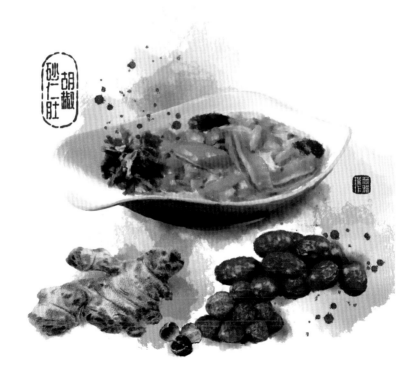

【做　法】将砂仁捣碎，其余药物稍浸泡；用清水将猪肚洗净，翻转，涂以生粉和盐反复揉洗至干净；将胡椒、生姜、大枣、猪肚放入瓦煲内，加入清水适量，武火煮沸后，转用文火煲约 2h 后，下砂仁，约 20min 后，加入盐与味精适量调味即成。

【功　用】温脾暖胃，疏肝顺气。适用于胁痛之肝郁气滞证。症见右胁胀痛或隐痛，时轻时重，时作时止，随情志变化而增减，脘腹胀满，嗳气频作，口苦恶心，纳差厌油，舌质淡红，苔薄白，脉弦。

【用　法】每日 1 剂，饮汤食肉，每周 2~3 次。

● 玫瑰荞麦糕

【原　料】干玫瑰花、荞麦粉各 10g，粳米粉 100g，发酵粉、白糖适量。

【做　法】将白糖加水溶化；荞麦粉、粳米粉放入锅中，加入白糖水，充分搅拌均匀，至半透明黏糊状，调入揉碎的干玫瑰花及发酵粉少许，继续搅拌均匀，放置片刻；将其倒入模具内，置蒸锅上用武火蒸 20min 以上。

【功　用】理气解郁，活血散瘀。适用于胁痛之肝郁气滞证。症见胁肋胀痛，善太息，伴随情志变化，舌淡红苔薄白，脉弦。

【用　法】当点心适量食用。

【小贴士】本品易耗气伤阴，不宜久服。

● 金钱竹叶粥

【原　料】金钱草 30g，竹叶 10g，大米 50g，白糖适量。

【做　法】将金钱草、竹叶择净，放入锅中，加清水适量，浸泡 5~10min 后，水煎取汁，加大米煮粥，待熟时，调入白糖，再煮一二沸即成。

【功　用】清热化湿，疏肝利胆。适用于胁痛之肝胆湿热证。症见右胁胀痛或钝痛，疼痛牵引肩背，腹胀脘痞，口苦咽干，嗳腐吞酸，恶心呕吐，纳差厌油，身重肢倦，可有身目发黄，大便秘结或溏而不爽，小便黄赤，舌质红苔黄腻，脉弦滑数。

【用　法】每日 1 剂，每周 2~3 次。

桑椹大枣粥

【原　料】桑椹 10g，大枣 5 枚，制何首乌 30g，粳米 100g，冰糖。

【做　法】将制何首乌加水煎煮共 3 次，去渣取汁待用；桑椹、大枣洗净，粳米淘洗干净，一并放入锅中，加入制何首乌煎汁；先武火后文火熬成粥，粥将熟时放少许冰糖调味，即可食用。

【功　用】滋阴养血，补益肝肾。适用于胁痛之肝肾阴虚证。症见胁肋隐痛，绵绵不已，遇劳加重，口干咽燥，心中烦热，两目干涩，头晕目眩，腰膝酸软，耳鸣健忘，舌红少苔，脉弦细数。

【用　法】每日 1 剂，早、晚趁热温服。

【小贴士】脾胃虚寒，腹泻便溏者勿服。

第十八节

臌　胀

　　臌胀是以腹胀大如鼓、皮色苍黄、脉络暴露为主要临床表现的病证。西医学中的肝硬化、腹腔内肿瘤、结核性腹膜炎等形成的腹水，可参照本节辨证施膳。本节主要介绍臌胀之脾虚湿盛证的药膳。

怀山赤小豆鲫鱼汤

【原　料】鲫鱼 1 条（约 250g，去鳞及内脏），赤小豆、怀山药、白术、薏苡仁各 30g，广陈皮 5g，葱、姜、胡椒粉、盐适量。

【做　法】将鲫鱼去鳞、鳃和内脏，洗净备用；将怀山药、赤小豆、白术、薏苡仁、广陈皮洗净后塞入鱼腹内；将鱼放入砂锅，加清水 800ml，并加适量葱、姜、胡椒粉、盐，猛火烧开后，再文火煲 2h，煲至约 400ml，可将喜食的绿叶蔬菜放入鱼汤略烫后即可食用。

【功　用】益气和胃，健脾利水。适用于臌胀之脾虚湿盛证。症见腹胀大如鼓，纳差，腹胀，少尿，营养不良，乏力，舌淡苔薄黄，脉弦。

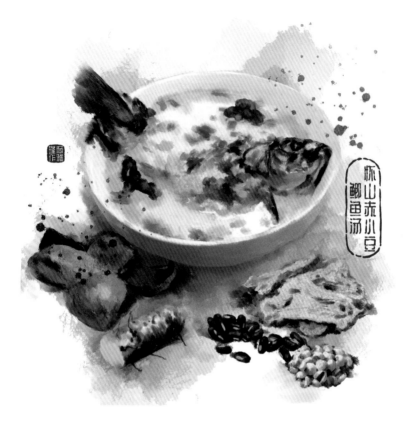

【用　法】每日 1 剂，每周 2~3 次。

【小贴士】皮肤过敏性疾病、高尿酸血症、痛风性关节炎等人群不宜
　　　　　食用。

第十九节

水　肿

水肿是以头面、眼睑、四肢、腹背，甚至全身浮肿为特征的一类病证。西医学的急、慢性肾小球肾炎，肾病综合征，充血性心力衰竭，内分泌失调，以及营养障碍等疾病所出现的水肿可参考本节内容辨证施膳。本节介绍用于水肿之风水相搏证、湿毒浸淫证、水湿浸渍证、湿热壅盛证、脾阳虚衰证、肾阳衰微证、瘀水互结证的药膳。

● 芫荽鲫鱼豆腐汤

【原　料】鲫鱼 1 条（约 200g），豆腐、芫荽各 50g，生葱 3~4 根，生姜 2 片，麻油、米酒、盐、味精少量。

【做　法】将鲫鱼去鳞及内脏，洗净，鱼背改刀；生葱、芫荽洗净，切段；豆腐洗净，切块。锅中下数滴麻油加热，放入鲫鱼两面稍煎一下，再放入生姜（偏于风热者不放），加水适量，小火慢煮，待水开 5min 后加入生葱段、豆腐、芫荽，偏于风寒者加入少量米酒，待水再次烧开即可。

【功　用】疏风解表，利水消肿。适用于水肿之风水相搏证。症见眼睑浮肿，继则四肢及全身皆肿，来势迅速，多有恶寒、发热、肢节酸楚、小便不利等。偏于风热者，伴咽喉红肿疼痛，舌质红，脉浮滑数；偏于风寒者，兼恶寒，咳喘，舌苔薄白，脉浮滑或浮紧。

【用　法】每日 1 剂，每周 2~3 次。

【小贴士】少加盐等调料。

● 凉拌鱼腥草

【原　料】鲜鱼腥草 500g，大蒜 2~3 瓣，麻油、生抽、白糖、醋、味精少许。

【做　法】摘除鱼腥草的老根，留下嫩白根及叶片，清水清洗多遍，用冷水浸泡片刻，捞出控干水分待用；大蒜去皮，切碎备用；将鱼腥草氽后，切小段放到盆里，加入少许麻油、生抽、白糖、醋、味精，加大蒜拌匀，即可食用。

【功　用】清热解毒，利湿消肿。适用于水肿之湿毒浸淫证。症见眼睑浮肿，延及全身，皮肤光亮，尿少色赤，身发疮痍，甚则溃烂，恶风发热，舌质红苔薄黄，脉浮数或滑数。

【用　法】每日 1 剂，每周 2~3 次，中病即止。

【小贴士】生抽、白糖、醋、味精调味使用，应少于正常量。

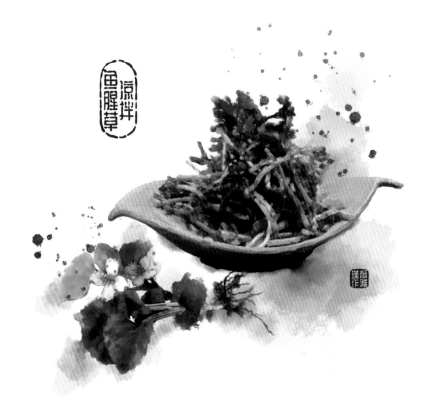

● 冬瓜鲤鱼汤

【原　料】冬瓜 150g，鲤鱼 200g，生姜 20g，葱 2~3 根，麻油、胡椒粉、
　　　　　味精、盐适量。

【做　法】将冬瓜洗净，去皮、瓤，切块，冬瓜皮亦留下；生姜清水冲
　　　　　洗后切丝；葱切碎后备用；鲤鱼洗净，去鳞及内脏，鱼背改刀。
　　　　　锅中下数滴麻油加热，下姜丝煸香，放入鲤鱼两面稍煎至微
　　　　　黄；加入冬瓜肉、冬瓜皮，加水适量煮开，撒入葱花及少量
　　　　　胡椒粉、味精、盐即可。

【功　用】运脾化湿，通阳利水。适用于水肿之水湿浸渍证。症见全身
　　　　　水肿，下肢明显，按之没指，小便短少，身体困重，胸闷，
　　　　　纳呆，泛恶，起病缓慢，病程较长，苔白腻，脉沉缓。

【用　法】每日 1 剂，分餐食用，每周 2~3 次。

【小贴士】麻油、味精、盐调味使用，应少于正常量。

● 地胆草炒鸭蛋

【原　料】鲜地胆草 500g，鸭蛋 2 个。

【做　法】地胆草全草洗净，晒干，研末，取一汤匙加入 2 个鸭蛋白（去蛋黄）搅拌均匀，炒熟。

【功　用】利水消肿，清热解毒。适用于水肿之湿热壅盛证。症见遍体浮肿，皮肤绷急光亮，胸脘痞闷，烦热口渴，小便短赤，大便干结，舌红苔黄腻，脉沉数或濡数。

【用　法】每日 1 剂，连服 1 个月。

● 芪苓赤小豆瘦肉粥

【原　料】猪瘦肉 150g，黄芪 15g，茯苓、赤小豆各 20g，大枣 10g，糯米 100g。

【做　法】将赤小豆淘洗干净，提前浸泡 2h 至发胀，夏天可放冰箱冷藏室，泡好的赤小豆放入高压锅，加入足够的清水，大火烧开改小火焖煮 20min；猪瘦肉洗净，切丝。将洗净的黄芪、茯苓、糯米、猪瘦肉一同放入焖煮赤小豆的高压锅内，加入适量清水压至熟。

【功　用】健脾温阳利水。适用于水肿之脾阳虚衰证。症见身肿日久，腰以下为甚，按之凹陷不易恢复，脘腹胀闷，纳减便溏，面色不华，神疲乏力，四肢倦怠，小便短少，舌质淡，苔白腻或白滑，脉沉缓或沉弱。

【用　法】每日 1 剂，连服 1 个月。

● 红参鹿茸鸡汤

【原　料】鸡肉 200g，红参片 15g，鹿茸 5g，盐适量。

【做　法】鸡肉洗净，去皮，切粒，焯水，与红参片、鹿茸同放入炖盅内，加水适量，加盖，隔水用文火炖 3~4h，加入少许盐调味。

【功　用】温肾助阳，益气补虚。适用于水肿之肾阳衰微证。症见水肿反复消长不已，面浮身肿，腰以下为甚，按之凹陷不起，尿量减少或反多，腰酸冷痛，四肢厥冷，祛寒神疲，面色苍白，心悸胸闷，喘促难卧，腹大胀满；舌质淡胖苔白，脉沉细或沉迟无力。

【用　法】每日 1 剂，每周 1 次。

● 益母草鲫鱼汤

【原　料】鲫鱼 1 条（约 200g），鲜益母草 100g，姜丝、麻油适量。

【做　法】益母草洗净；鲫鱼去鳞及内脏，洗净，鱼背改刀；锅中下数滴麻油加热，下姜丝煸香，放入鲫鱼两面稍煎至微黄，加水适量，小火慢煮至汤汁乳白，加入益母草，待水再次烧开即可。

【功　用】活血祛瘀，化气行水。适用于水肿之瘀水互结证。症见水肿延久不退，肿势轻重不一，四肢或全身浮肿或伴血尿，以下肢为主，皮肤瘀斑，腰部刺痛，舌紫暗苔白，脉沉细涩。

【用　法】每日 1 剂，每周 2~3 次。

第二十节
淋　证

　　淋证是以小便频急，淋沥不尽，尿道涩痛，小腹拘急，痛引腰腹为主要临床表现的一类病证。西医学的尿路感染、泌尿系统结石、泌尿系统肿瘤以及乳糜尿等，临床表现为淋证者，可参考本节内容辨证施膳。本节主要介绍用于热淋、血淋、石淋、气淋、膏淋、劳淋六证的药膳。

● 车前草白茅根猪小肚汤

【原　料】车前草、白茅根各 50g，猪小肚（膀胱）100g，盐、白醋适量。

【做　法】撕去附在猪小肚上的筋膜，从猪小肚开口处剪一缺口，将猪小肚里层翻出来，冲洗干净，加入 2 汤匙盐抓洗，在流水下冲净黏液，将猪小肚放入料理盆，加入适量清水，倒入 2 汤匙白醋，浸泡 15min 消除猪小肚异味，清洗，切小块后备用；车前草、白茅根清洗干净，猪小肚沸水焯过，加水适量，放入砂锅中，焖煮至水沸腾改小火炖 10min，起锅时捞去车前草、白茅根，加入适量盐。

【功　用】清热利尿通淋。适用于热淋证。症见小便频数短涩，灼热刺痛，溺色黄赤，少腹拘急胀痛，或有寒热、口苦、呕恶，或有腰痛拒按，或有大便秘结，苔黄腻，脉滑数。

【用　法】每日 1 剂，连服 3~5 日。

● 白茅根莲藕老鸭汤

【原　料】白茅根 20g，莲藕 60g，老鸭 250g，葱、姜、油、盐等调料适量。

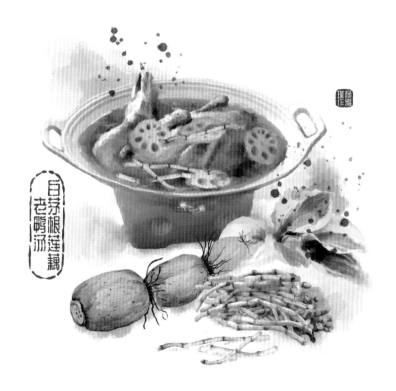

【做　法】将白茅根清洗干净，切长段；莲藕洗净，切块；老鸭肉沸水焯过切块，在油锅中将少量葱白、生姜片煸炒，加水适量，放入白茅根、莲藕、鸭肉焖煮至水沸腾，改小火炖 10min，起锅时捞去白茅根，加入调料。

【功　用】清热利尿，凉血止血。适用于血淋证。症见小便热涩刺痛，尿色深红，或夹有血块，疼痛满急加剧，或见心烦，舌尖红苔黄，脉滑数。

【用　法】每日 1 剂，每周 2~3 次。

● 三金瘦肉汤

【原　料】金钱草 15g，海金沙、鸡内金各 5g，石韦 10g，猪瘦肉 100g，生姜 2 小片，盐适量。

【做　法】金钱草、石韦洗净后浸泡片刻，海金沙用煲汤袋装好，鸡内金洗净备用，猪瘦肉洗净后切块，将汤料与生姜一起放进炖罐内，加入清水，隔水炖熟，加入适量盐。

【功　用】清热利湿，通淋排石。适用于石淋证。症见尿中夹砂石，排尿涩痛，或排尿时突然中断，尿道窘迫疼痛，少腹拘急，突发一侧腰腹绞痛难忍，甚则牵及外阴，尿中带血，舌红苔薄黄，脉弦或带数。

【用　法】每日 1 剂，分餐食用，每周 2~3 次。

【小贴士】配合多饮水，多做跳跃运动，促进结石排出。

● 大麦茶

【原　料】大麦 500g。

【做　法】大麦炒熟，每次取 20g 泡开水代茶饮。

【功　用】理气解郁，下气利水。适用于气淋证。症见郁怒之后，小便涩滞，淋沥不已，少腹胀满疼痛，苔薄白，脉弦。

【用　法】每日 1 剂，分次服用，可经常食用。

● 芹菜薏仁粥

【原　料】芹菜（全株）250g，薏苡仁 100g，粳米 50g，盐、鸡精少许。

【做　法】芹菜根洗净，熬水取滤液；薏苡仁、粳米洗净，浸泡片刻加芹菜根水；砂锅炖煮，粥将熟时，将芹菜茎（去叶）切末，加入略煮，后加少许盐、鸡精调味。

【功　用】清热除湿，和中泄浊。适用于膏淋证。症见小便浑浊，乳白或如米泔水，上有浮油，置之沉淀，或伴有絮状凝块物，或混有血液、血块，尿道热涩疼痛，尿时阻塞不畅，口干，舌质红苔黄腻，脉濡数。

【用　法】每日 1 剂，可经常食用。

● 四神粥

【原　料】芡实 30g，莲子 20g，茯苓、山药各 15g，生姜 6g，粳米 100g。

【做　法】芡实、茯苓、莲子、山药四味药于福建漳州地区俗称"四神"，加水适量，与粳米共煮，将成粥时，将生姜切末，加入略煮。

【功　用】补脾益肾。适用于劳淋证。症见小便不甚赤涩，溺痛不甚，但淋沥不已，时作时止，病程缠绵，遇劳即发，腰膝酸软，神疲乏力，舌质淡，脉细弱。

【用　法】每日 1 剂，早、晚分餐温食，可经常食用。

第二十一节

消　渴

　　消渴是以多尿、多饮、多食、形体消瘦，或尿有甜味为主要临床表现的病证。相当于西医学的糖尿病，其他具有多尿、烦渴的临床特点，与消渴病有某些相似之处的疾病，如尿崩症，可参考本节辨证论治。本章主要介绍消渴之肺热津伤证、胃热炽盛证、肺胃热炽盛证、气阴亏虚证、肾阴亏虚证、阴阳两虚证的药膳。

● 二瓜汤

【原　料】瓜蒌根、冬瓜各 500g，白醋少许。

【做　法】将瓜蒌根洗净，切细，冬瓜去瓤切块，加水 1000ml，煎至
　　　　　500ml，然后加入少许的白醋，再煮沸为止。

【功　用】清热润肺，生津止渴。适用于消渴之肺热津伤证，症见口渴
　　　　　多饮，口舌干燥，尿频量多，烦热多汗，舌边尖红苔薄黄，
　　　　　脉洪数。

【用　法】每日 1 剂，分 2~3 次服完，每周 2~3 次。

● 瘦肉炒笋丝

【原　料】猪瘦肉 50g，竹笋 100g。

【做　法】将猪瘦肉洗净，切细丝，竹笋切细丝，入水焯，一起炒熟，
　　　　　放少许盐及味精。

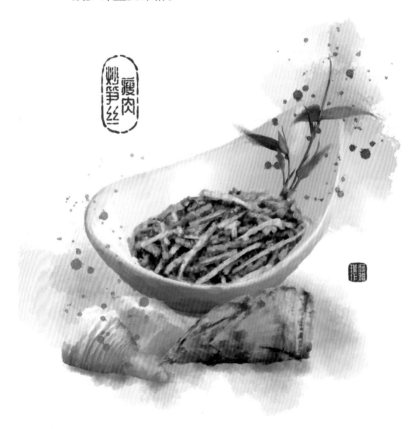

【功　用】清热补虚。适用于消渴之胃热炽盛证。症见身体肥胖，心胃有热，烦热口渴，大便不畅，小便不利。

【用　法】每日 1 剂，佐餐食用。

● 生津滋胃饮

【原　料】绿豆 30g，鲜橄榄 25g，竹叶 6g，橙子 2 个。

【做　法】橄榄去核，橙子带皮切碎，与绿豆、竹叶同煮 1h。

【功　用】清胃泻热，生津止渴。适用于消渴之胃热炽盛证。症见口渴多饮，小便黄赤，口干口臭，大便干结。

【用　法】每日 1 剂，分多次温饮。

● 粳米石膏粥

【原　料】粳米 100g，石膏 60g，麦冬 10g。

【做　法】先将石膏和麦冬煎取汁去渣，与粳米同煮成稀粥。

【功　用】清胃泻热，养阴润肺。适用于消渴之肺胃热炽盛证。症见发热，口渴多饮。

【用　法】每日 1 剂，佐餐食用。

● 黄芪山药麦冬粥

【原　料】黄芪、山药各 30g，麦冬 20g，粳米 100g。

【做　法】先将黄芪和麦冬煎取汁去渣，粳米、山药同煮成粥，加入药汁，调匀。

【功　用】益气健脾，生津止渴。适用于消渴之气阴亏虚证。症见身体消瘦，口干欲饮，疲乏无力，肢体麻木。

【用　法】每日 1 剂，佐餐食用。

● 莲子煮老鸭

【原　料】老鸭 1 只，莲子 200g，葱、姜、盐、黄酒、味精适量。

【做　法】将鸭宰杀，去毛和内脏，洗净后把莲子（去壳、去心）放入

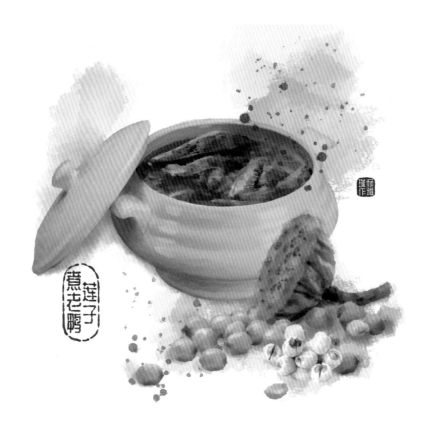

鸭腹内，置于砂锅中，加葱、姜、盐、黄酒及清水适量，用
武火烧开后，改用文火煮 2h，直至鸭肉酥烂，再加味精调匀。

【功　用】补虚损，除虚热。适用于消渴之气阴亏虚证。症见口渴引饮，
　　　　　能食与便溏并见，或饮食减少，精神不振，四肢乏力，体瘦，
　　　　　舌质淡红，苔白而干，脉弱。

【用　法】每日 1 剂，每周 2~3 次，连服 3 周。

● 复方桑椹膏

【原　料】新鲜熟透桑椹 2500g（榨汁），熟地黄、玉竹、黄精各 50g，
　　　　　天花粉 100g。

【做　法】熟地黄、玉竹、黄精以水浸泡，文火煎取浓汁 500ml，入桑椹
　　　　　汁，再入天花粉，慢火收膏。

【功　用】养阴滋肾，生津止渴。适用于消渴之肾阴亏虚证。症见口渴
　　　　　多饮，小便频数，腰腿酸软，五心烦热，口干舌红，脉沉细数。
【用　法】每次服 10ml，每日 3 次。

● 海参粥

【原　料】海参 15g，小米 60g，精盐、葱姜末适量。
【做　法】将海参用温水发泡，洗净，切成小块，将小米淘洗干净，放
　　　　　入砂锅中，再放入海参、精盐、葱姜末，加水适量，煮成粥
　　　　　即可食用。
【功　用】温阳养阴，补肾填精。适用于消渴之阴阳两虚证，症见小便
　　　　　频数，混浊如膏，甚至饮一溲一，面容憔悴，耳轮干枯，腰
　　　　　膝酸软，四肢欠温，畏寒肢冷，阳痿或月经不调，舌苔淡白
　　　　　而干，脉沉细无力。
【用　法】每日早、晚各 1 剂。

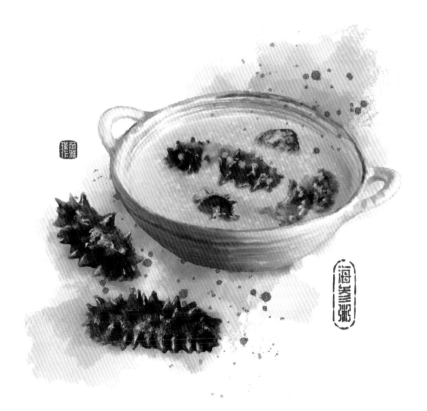

● 红烧鳝鱼

【原　料】鳝鱼 500g，水发玉兰片 100g，葱段、白糖、醋各 5g，酱油
8g，姜片、盐各 3g，味精 1g，花生油 100g，黄酒、芝麻油各
10g，淀粉适量。

【做　法】将鳝鱼摔昏，用锥子将鳝鱼钉在长条木板上，左手理直鳝鱼，
右手持厚背小刀从颌下切开，从骨边下刀，划至鳝尾，脊骨与
鳝肉即分离，用小刀将鳝鱼切成 4cm 长的片段；将玉兰片切成
4cm 长、2cm 宽、0.3cm 厚的片。炒锅置于火上，放入花生油
烧至六成热，将鳝片煸炒，表面略焦，倒入漏网沥油；炒锅放
入花生油，烧至六成熟，下玉兰片略炸一下再放入鳝鱼片。
葱切段、姜切片，烹黄酒，下酱油、醋合炒，然后放入清汤焖
1min，加入白糖、味精、盐，用湿淀粉勾芡，淋芝麻油即可。

【功　用】温中补虚，温阳益肾。适用于消渴之阴阳两虚证。症见小便
频数，混浊如膏，甚至饮一溲一，面容憔悴，耳轮干枯，腰
膝酸软，四肢欠温，畏寒肢冷，阳痿或月经不调，舌苔淡白
而干，脉沉细无力。

【用　法】每日 1 剂，佐餐食用，可常服之。

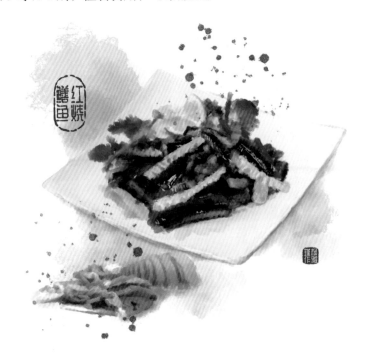

第二十二节

肥 胖

　　肥胖是由于过食、缺乏体力劳动等多种原因导致的体内膏脂堆积过多，体重超过一定范围，或伴有头晕乏力、神疲懒言、少动气短等症状的一类疾病，是多种其他疾病发生的基础。西医学中单纯性（体质性）肥胖症、代谢综合征可参照本节辨证论治。本节介绍肥胖之痰湿困阻证的药膳。

● 降脂减肥茶

【原　料】干荷叶、生山楂、生薏苡仁各 10g，陈皮 5g，茶叶末 60g。

【做　法】干荷叶、生山楂、生薏苡仁、陈皮研磨成细粉，与茶叶末一

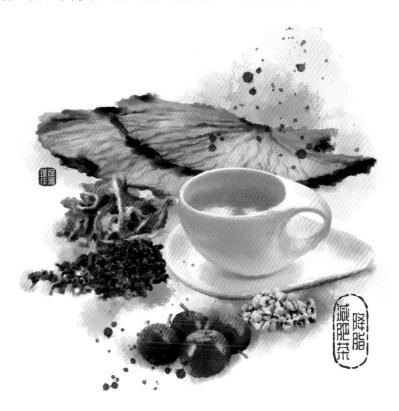

并装入可渗透的纸袋中；按 1 袋 5g 包装成袋泡茶，便于冲泡；用沸水冲泡，加盖 5min，代茶饮。

【功　用】清暑化湿，理气化痰。适用于肥胖之痰湿困阻证。症见脘腹胀满，口干不欲饮，纳差乏力，舌苔厚腻，脉滑。

【用　法】每天早、中、晚各 1 剂。

【小贴士】孕妇忌食山楂以免诱发流产，本品脾胃虚弱者慎食。

第二十三节

痹　证

痹证是以肢体筋骨、关节、肌肉等处发生疼痛、酸楚、重着、麻木，或关节屈伸不利、僵硬、肿大、变形及活动障碍为主要临床表现的病证。西医学的痛风、风湿性关节炎、类风湿关节炎、强直性脊柱炎、骨性关节炎可参照本节辨证施膳。本节主要介绍痹证之湿热痹阻证、寒湿痹阻证、肝肾两虚证的药膳。

● 防己桑枝煨母鸡

【原　料】防己 12g，桑枝 30g，赤小豆 60g，薏苡仁 90g，老母鸡 1 只，生姜 20g，精盐、葱花适量。

【做　法】将全部药材洗净，放入药袋；老母鸡宰杀后，去毛及内脏，洗净。将药袋塞入鸡膛，放入砂锅中，加适量水，文火煨烂，去药袋，加盐和葱花调味后即食。

【功　用】清热除湿，祛风通络。适用于痹证之湿热痹阻证（急性发作期）。症见关节疼痛，活动不便，局部灼热红肿，痛不可触，得冷则舒，皮下结节或红斑，或发热恶风、汗出、口渴烦躁，舌质红，苔黄或黄腻，脉滑数或浮数。

【用　法】3~6 日 1 剂，喝汤，适量食肉。

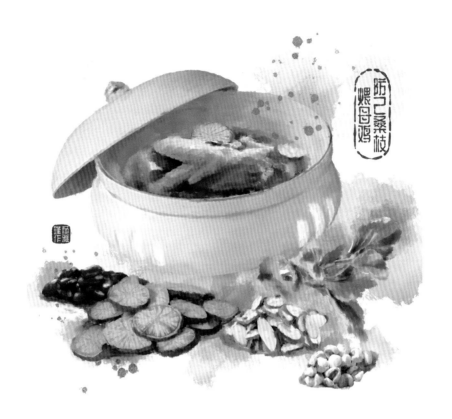

🌑 百合薏苡汤

【原　　料】百合（鲜品）、薏苡仁各 30g，芦根 10g。

【做　　法】将芦根洗净，煎汁；再往煎汁加水，将薏苡仁煮至八成熟时加入百合瓣；继续小火加热，煮至材料软烂，得煎汤 500ml，分 2 次食用。

【功　　用】清热利湿，舒筋除痹。适用于痹证之湿热痹阻证（急性发作期）。症见关节红、肿、热、痛，屈伸不利，舌红，苔黄或燥或腻，脉滑数。

【用　　法】每日 1 剂，分 2 次服，直至疼痛缓解。

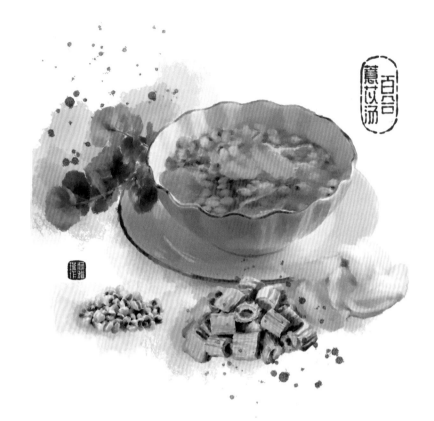

● 芝麻桂膝糊

【原　料】桂枝、川牛膝各 20g，黑芝麻 120g，面粉 500g。

【做　法】将桂枝、川牛膝研成粉，黑芝麻捣碎，加面粉混合搅匀，上
笼蒸；蒸熟后放入铁锅中用文火炒黄；装入瓶中，用温水冲
成糊状食用。

【功　用】温经脉，祛风湿，壮筋骨。适用于痹证之寒湿痹阻证。症见
关节肿痛剧烈，活动不利，遇寒加重，得温则减，形寒肢冷，
昼轻夜重，苔白，脉弦紧。

【用　法】每日 1 剂，分 3 次服，每次 20g，直至疼痛缓解。

● 附子乌鸡汤

【原　料】附子（制附片）10g，肉桂 15g，杜仲 50g，乌鸡 1 只，葱白、
姜片各 6g，胡椒粉、味精、盐、葱花适量。

【做　法】将附子、肉桂、杜仲洗净，放入锅内，加水 1500ml，沸后用
　　　　　文火煎约 1h，滤汁去渣；乌鸡宰杀，洗净。将乌鸡、姜片、
　　　　　葱白同放入锅中，与药汁共同煎煮 3h，食时撒上葱花、味精、
　　　　　胡椒粉、盐。

【功　用】散寒通络，活血止痛。适用于痹证之寒湿痹阻证。症见肢体
　　　　　关节肌肉酸楚、重着、疼痛，肿胀散漫，关节活动不利，肌
　　　　　肤麻木不仁，舌质淡苔白腻，脉濡缓。

【用　法】每 7 日 1 剂，食肉饮汤，佐餐食用。

● **牛膝炖鹌鹑**

【原　料】熟地黄、牛膝各 20g，肉桂 10g，鹌鹑 1 只，调料适量。

【做　法】将鹌鹑宰杀，去毛、爪及内脏，切块，与药材一起放入炖盅，
　　　　　加适量水及调料，隔水文火炖 3h 即成。

【功　用】补肝肾，益气血，散寒湿，通经络。适用于痹证之肝肾两虚
　　　　　证（缓解期）。症见疼痛时轻时重，关节肿大，甚至强直畸
　　　　　形，屈伸不利，舌质淡苔白腻，脉细涩。

【用　法】每 3~5 日 1 剂，食肉饮汤，佐餐食用。

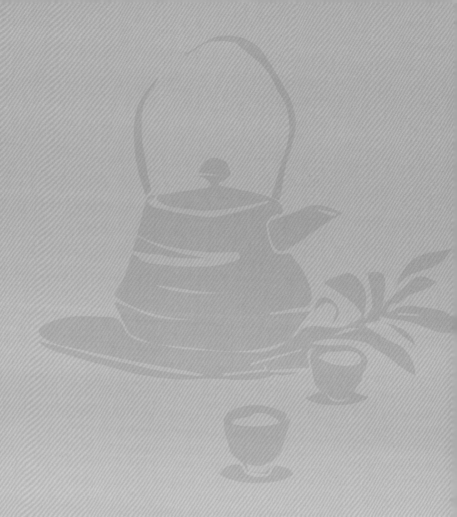

第五章 外科疾病药膳

第一节

痈　疖

　　痈疖是指痈疽、疖肿、疔疮、丹毒之类多种体表感染性疾病，症见红、肿、热、痛。西医学包括全身各部位的炎症，诸如毛囊炎、蜂窝织炎、急性淋巴结炎、淋巴管炎、腮腺炎、化脓性关节炎、骨髓炎、多发性深部脓肿、丹毒感染等疾病。本节分别介绍疖和痈不同时期的药膳。

● 绿豆西瓜翠衣汁

【原　料】绿豆 100g，西瓜皮 500g。

【做　法】先取绿豆与 1500ml 清水煮汤，煮沸后 10min，去绿豆，留碧绿纯清的绿豆汤，然后放入洗净的西瓜皮再煮，煮沸后即离火，待冷却后饮汤。

【功　用】清暑解毒，利湿消肿。适用于痈疖暑（热）疖。症见局部红、肿、灼热、疼痛，突起根浅，肿势局限，多发于头面部。

【用　法】每日 1 剂，分服。

● 黄芪大枣粥

【原　料】生黄芪、大枣各 50g，粳米 100g，红糖 30g，陈皮末 1g。

【做　法】生黄芪、大枣浓煎取汁，再与粳米、红糖同煮，待粥将成，调入陈皮末，稍沸即可。

【功　用】补中益气，托毒敛疮。适用于痈疖久溃不收口者。

【用　法】每日 1 剂。

● 绿豆薏苡仁粥

【原　料】绿豆、薏苡仁各 30g，薄荷 5g，白糖适量。

【做　法】绿豆、薏苡仁用文火煮烂，然后加白糖适量，最后加薄荷，煮
　　　　　数沸后即可。

【功　用】疏风清热，消肿解毒。适用于痈之风热相搏证。症见局部光
　　　　　软无头，红肿疼痛（少数初起皮色不变），肿胀范围多在
　　　　　6~9cm，发病迅速，易肿、易脓、易溃、易敛，多伴有恶寒、
　　　　　发热、口渴等全身症状，口干欲饮，舌苔薄黄，脉浮数。

【用　法】每日 1 剂，连服 2~3 日。

第二节

蛇串疮

蛇串疮是发生在身体单侧的成簇水疱疹，疼痛明显。相当于西医学的带状疱疹。本节主要介绍蛇串疮之肝胆火盛证、脾虚湿盛证的药膳。

● 银花紫草茶

【原　料】金银花 10g，紫草 5g。

【做　法】将金银花洗净，再将紫草拣杂洗净，切片，晒干，与金银花
　　　　　同入有盖杯中，开水冲泡，加盖，15min 后即可饮服。

【功　用】清肝胆热，泻火解毒。适用于蛇串疮之肝胆火盛证。症见发
　　　　　病前患处皮肤有灼热及针刺样疼痛感，可轻度发热，口苦喜
　　　　　饮，心烦易怒，小便黄赤，舌质红，苔薄黄或腻，脉弦滑或
　　　　　弦数。

【用　法】代茶频频饮服，可冲泡 3~5 次，连服 1 周。

● 莲子赤小豆茯苓羹

【原　料】莲子、赤小豆、茯苓各 30g，蜂蜜 20g。

【做　法】将莲子、赤小豆、茯苓分别拣杂洗净，茯苓晒干或焙干，研成
　　　　　细粉，莲子放入温开水中浸泡片刻，去皮及心，与洗净的赤
　　　　　小豆同放入砂锅中，加适量水，大火煮沸后，改移小火煮至
　　　　　莲子、赤小豆熟烂如泥，边搅拌边调入茯苓细粉，直至成羹，
　　　　　离火，趁温热加入蜂蜜，拌匀即成。

【功　用】健脾利湿。适用于蛇串疮之脾虚湿盛证。症见皮肤起簇集性
　　　　　水疱或大疱，融合糜烂，疱壁松弛，破后流水，疼轻痒重，
　　　　　胃纳不思，满闷，溲少色淡，舌质稍淡，苔白腻，脉沉缓或
　　　　　稍滑。

【用　法】每日 1 剂，早、晚 2 次分服，连服 1~2 周。

第三节

石　淋

　　石淋症见尿中夹砂石，排尿涩痛，或排尿时突然中断，尿道窘
迫疼痛，少腹拘急，突发一侧腰腹绞痛难忍，甚则牵及外阴，尿中
带血。西医学的尿路结石可参考本节辨证施膳。本节主要介绍石淋
之下焦湿热证、瘀血内阻证、肝肾亏虚证的药膳。

● 金钱玉米须茶

【原　料】金钱草 60g，玉米须 30g，绿茶 5g。

【做　法】将上 3 味放入砂锅内，加水浸过药面，煮沸 10~15min，去渣
　　　　　取汁。

【功　用】清热通淋，利尿排石。适用于石淋之下焦湿热证。症见腰酸
　　　　　时痛，或腰腹绞痛难忍，小便涩滞不畅，或排尿时突然中断，
　　　　　刺痛灼热，或尿中时夹砂石，尿色黄赤，或尿中带血，口臭口苦，
　　　　　便秘，舌红苔黄腻，脉滑数。

【用　法】每日 1 剂，不拘时频服。

● 二金消石散

【原　料】鸡内金 150g，海金沙 75g。

【做　法】将上 2 味药研极细末，温开水送服。

【功　用】活血散结，消石。适用于石淋之瘀血内阻证。症见腰部作胀、疼痛，少腹刺痛，尿中带血块或尿色暗红，排尿不畅，舌质紫暗或有瘀点，脉细涩。

【用　法】每次 5g，每日 2 次，可经常食用。

● 核桃糖醮

【原　料】白糖、核桃仁（麻油炸脆）各 500g。

【做　法】将白糖放在铝锅中，加水少许，以小火煎至用铲挑起即成丝状而不黏手时即停火，趁热加入核桃仁，调匀，倒在搪瓷盘中，再将糖压平，待稍冷，用刀划成小块，冷却后食用。

【功　用】补肾排石。适用于石淋之肝肾亏虚证。症见尿短黄而不畅，头晕，耳鸣，心烦，咽燥，腰酸膝软，舌红少苔，脉细数。

【用　法】每日食用 50g。

第四节

精　浊

　　精浊是指精室在邪毒或其他致病因素作用下产生的一种疾病。其症状包括尿频、尿急、尿痛，偶见尿道溢出少量乳白色液体，并伴有会阴、腰骶、小腹、腹股沟等部隐痛不适等。精浊可以是广义的，包括现代医学中的尿道炎、前列腺炎、膀胱炎、乳糜尿等疾病；也可以是狭义的，主要指慢性前列腺炎。本节主要介绍精浊之湿热下注证、气滞血瘀证、阴虚火旺证、肾阳虚证、脾虚湿盛证的药膳。

● 马齿苋车前草茶

【原　料】马齿苋、车前草各 60g。

【做　法】将 2 味药材洗净，加水煎汤，代茶饮。

【功　用】清热利湿。适用于精浊之湿热下注证。症见小便淋涩赤痛，
少腹拘急，会阴部胀痛，尿道口白浊，舌苔黄腻，脉滑数。

【用　法】每日 1 次，连服 7~10 日。

● 桃仁煲墨鱼

【原　料】墨鱼 200g，桃仁 10g。

【做　法】将墨鱼洗净切片，与桃仁同入锅内，加水适量同煮，熟后食
墨鱼饮汤。

【功　用】活血化瘀，滋阴养血。适用于精浊之气滞血瘀证。症见小便
涩滞，会阴及小腹下坠胀痛，前列腺肿大坚硬，舌紫暗，脉
弦涩。

【用　法】每日 1 剂，连服 1 周。

● 芡实煲老鸭

【原　料】老鸭 1 只，芡实 100g。

【做　法】将芡实纳入鸭腹中，置锅内，加清水适量，文火煮约 2h，调
味服食。

【功　用】滋阴健脾，利水。适用于精浊之阴虚火旺证。症见尿道口常有
白浊，会阴坠胀，腰膝酸软，潮热盗汗，舌红少苔，脉细数。

【用　法】每日 1 剂，可常食。

● 巴戟炖猪大肠

【原　料】巴戟天 30g，猪大肠 200g。

【做　法】将猪大肠洗净，巴戟天纳入猪大肠内，加清水适量，隔水
炖熟。

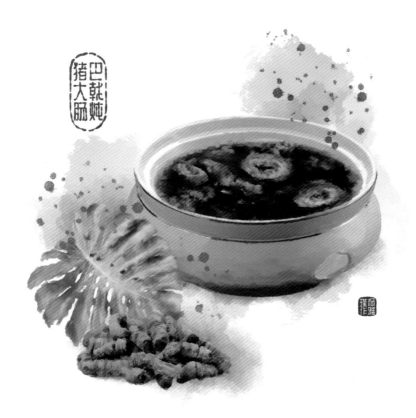

【功　用】补肾壮阳。适用于精浊之肾阳虚证。症见小便淋涩挟精，畏寒，
　　　　　腰膝酸冷，阳痿，早泄，舌质淡胖，脉沉弱。

【用　法】每日 1 剂，连服 1 周。

◉ 鲤鱼黄芪冬瓜汤

【原　料】鲤鱼 1 条，生黄芪 60g，冬瓜 500g，调料适量。

【做　法】鲤鱼宰杀，去鳞、鳃、内脏，生黄芪用粗纱布包好，加切好、
　　　　　洗净的冬瓜片，三者放入锅内水煮，煮至鱼熟，去黄芪，加
　　　　　调料即可，食鱼饮汤。

【功　用】益气健脾，利尿祛湿。适用于精浊之脾虚湿盛证。症见小便
　　　　　流浊，面色不华，肢体困倦，不思饮食，舌淡苔白，脉虚。

【用　法】每日 1 剂，连服 1 周。

第五节

骨　折

　　骨折是指骨结构的连续性完全或部分断裂。骨折病分为早、中、晚三期，以瘀去、新生、骨合为理论指导辨证施膳。本节主要介绍骨折病之早、中、晚三期的药膳。

● 三七当归鸽

【原　料】三七（粉）、当归各 10g，肉鸽 1 只。

【做　法】将鸽子宰杀，去毛及内脏，与三七、当归同放入锅内，加水适量，煮至鸽肉熟烂，汤肉并进。

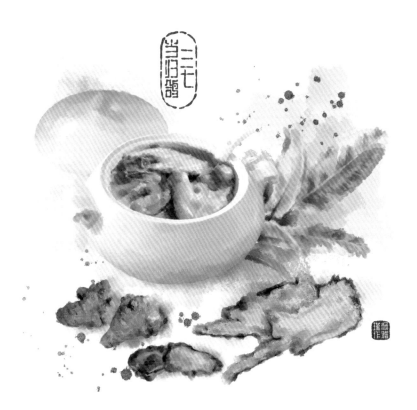

【功　用】消肿止痛，活血化瘀。适用于骨折早期（伤后 1~2 周）。症
　　　　　见受伤肢体明显瘀肿、胀痛，局部皮下瘀斑或者瘀青等，
　　　　　舌暗，苔薄白，舌下静脉瘀青，脉弦。

【用　法】每日 1 剂，连服 7~10 日。

● 猪骨接骨汤

【原　料】猪骨头 500g，接骨木 50g，黑大豆 125g，盐、味精适量。

【做　法】先将接骨木加水煎煮，去渣留汁，加入猪骨头及事先浸泡好
　　　　　的黑大豆，一起用文火煨煮至熟烂，稍加盐、味精等调料即成。

【功　用】接骨续筋止痛。适用于骨折中期（伤后 3~4 周）。肿胀逐渐
　　　　　消退，疼痛逐渐减轻，但瘀肿虽消失而未尽，骨折处尚未
　　　　　连接。

【用　法】每日 1 剂，连服 2 周。

● 枸杞龙眼汤

【原　料】枸杞子、龙眼肉各 15g，大枣 10 枚。

【做　法】将上 3 味药材洗净，加水用文火煮煎 30min，稍加冰糖食之。

【功　用】补益肝肾，固本培元。适用于骨折后期（5~8 周）肝肾不足证。
　　　　　症见腰膝酸痛，肢体痿软，神疲乏力，舌质红苔薄，脉细。

【用　法】每日 1 剂，连服 7~10 日。

第六节

骨　痿

　　骨痿症见腰背酸软，难于直立，下肢痿弱无力，面色暗黑，牙
齿干枯等，西医学中骨质疏松症可参照本节辨证施膳。中医认为病
位在骨，其本在肾。本节主要介绍骨痿之肝肾阴虚证、肾阳虚证、
脾肾阳虚证、血瘀气滞证的药膳。

◉ 鹌鹑枸杞汤

【原　料】鹌鹑 1 只，枸杞子 30g，精盐、味精适量。

【做　法】将鹌鹑宰杀后，去掉毛爪，剖开后除去内脏，冲洗干净，切成小块；将鹌鹑肉与枸杞子同入砂锅，加水适量，以武火煮汤，待肉熟后，加入精盐、味精调味即成。

【功　用】补肝肾，益精血，强筋骨。适用于骨痿之肝肾阴虚证。症见腰膝酸痛，膝软无力，驼背弯腰，形体消瘦，五心烦热，失眠多梦，舌红，少津，少苔，脉沉细数。

【用　法】每日 1 剂，可常食用。

◉ 二仙烧羊肉

【原　料】羊肉（瘦）250g，淫羊藿、仙茅各 15g，姜 5g，大葱、料酒各 8g，盐 2g，味精、五香粉各 1g。

【做　法】将羊肉洗净，切片；生姜洗净，切片；大葱切段；仙茅、淫羊藿切片，装入纱布袋中，扎紧袋口，与羊肉片同入砂锅中，加水适量，以大火烧沸后，加入生姜片、大葱段、料酒、盐等调料，改以小火烧炖至羊肉熟烂，取出药袋，加少量味精、五香粉即成。

【功　用】温肾阳，补精气。适用于骨痿之肾阳虚证。症见腰酸背痛，腰膝酸软，小便清长，夜尿增多，舌淡苔薄白，脉沉迟或无力。

【用　法】每日 1 剂，每周 1~2 剂，可经常食用。

◉ 补肾核桃粥

【原　料】粳米、核桃各 30g，莲子、山药各 15g，巴戟天、锁阳各 10g，红糖或盐适量。

【做　法】将核桃仁捣碎备用；粳米淘净备用；莲子去心；山药洗净，去皮，切小块备用；巴戟天和锁阳用纱布包好备用；在大砂锅中加适量清水，放入全部主料煮粥，加红糖或盐适量调味即可。

【功　用】补肾壮阳，健脾益气。适用于骨痿之脾肾阳虚证。症见怕冷
　　　　　怕风，手脚冰凉，喜温热，腹痛腹泻，大便不成形，神疲
　　　　　乏力，腰膝酸软，食欲不振，面色无华，舌苔淡白，脉沉。
【用　法】每日 1 剂，连服 7~10 日。

● 三花参麦茶

【原　料】佛手花、厚朴花、红花、红茶各 3g，党参、炒麦芽各 6g。
【做　法】将上述原料捣成粗末，沸水冲泡，代茶饮。
【功　用】理气散结，化瘀止痛。适用于骨痿之血瘀气滞证。症见骨节
　　　　　疼痛，痛有定处，痛处拒按，筋肉挛缩，骨折，多有外伤或
　　　　　久病史，舌质紫暗、有瘀点或瘀斑，脉涩。
【用　法】每日 1 剂，可常食用。

第七节

项　痹

　　　项痹指以项部经常疼痛麻木，连及头、肩、上肢，并可有眩晕
等为主要表现的病证。相当于西医学颈椎病。本节主要介绍项痹病
之风寒湿证、气滞血瘀证、痰湿阻络证、肝肾不足证、气血亏虚证
的药膳。

● 葛根五加粥

【原　料】葛根、薏苡仁、粳米各 50g，刺五加 15g，冰糖适量。
【做　法】原料洗净，葛根切碎，刺五加先煎取汁，与余料同放锅中，
　　　　　加水适量，武火煮沸，文火熬成粥，可加适量冰糖。
【功　用】祛风除湿，止痛。适用于项痹之风寒湿证。症见肩、上肢窜
　　　　　痛麻木，以痛为主，头有沉重感，颈部僵硬，活动不利，恶
　　　　　寒畏风，舌淡红苔薄白，脉弦紧。

【用　法】每日 1 剂，每周 2~3 次。

● 山丹桃仁粥

【原　料】山楂 30g，丹参 15g，桃仁（去皮）6g，粳米 50g。

【做　法】原料洗净，丹参先煎，去渣取汁，再放入山楂、桃仁及粳米，加水适量，武火煮沸，文火熬成粥。

【功　用】活血化瘀，止痛。适用于项痹之气滞血瘀证。症见头晕及疼痛，通常以刺痛为主，且痛处固定不移，通常在夜间加重，僵硬麻木，活动不便，舌质紫暗或舌上瘀斑，脉偏弦。

【用　法】每日 1 剂，每周 2~3 次。

● 薏苡赤豆汤

【原　料】薏苡仁、赤豆各 50g，山药 15g，梨（去皮）200g，冰糖适量。

【做　法】原料洗净，加水适量，武火煮沸后文火煎，加冰糖适量即可。

【功　用】健脾祛湿，舒筋除痹。适用于项痹之痰湿阻络证。症见头晕目眩，头重如裹，四肢麻木不仁，纳呆，舌暗红苔厚腻，脉弦滑。

【用　法】每日 2 剂，分餐食用，可经常食用。

● 壮骨汤

【原　料】猪骨（最好是猪尾骨）200~300g，杜仲、枸杞子各 12g，龙眼肉 15g，牛膝 10g，山药 30g，花生油、盐、葱、姜等配料适量。

【做　法】原料洗净，猪骨斩碎，共入锅内，加水适量，武火煮沸，文火煎 40~60min，加适量花生油、盐、葱、姜等配料，取汤服用。

【功　用】补肾壮骨，舒筋止痛。适用于项痹之肝肾不足证。症见颈项酸软，耳鸣，视物不清，伴面热口干、失眠、腰酸膝软、手足麻木、抬举无力、不能久坐久立，舌瘦质红少苔，脉弦细或细数。

【用　法】每周 1 剂，分餐食用，可经常食用。

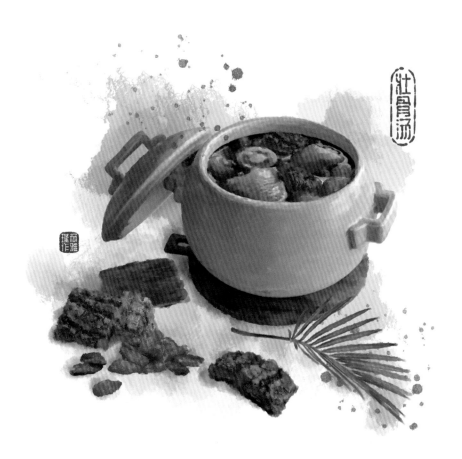

● 参芪龙眼粥

【原　料】党参、黄芪、龙眼肉、枸杞子各 20g，粳米 50g，白糖适量。

【做　法】原料洗净，党参、黄芪切碎，先煎取汁，加水适量，煮沸；
　　　　　加入龙眼肉、枸杞子及粳米，文火煮成粥，加适量白糖即可。

【功　用】益气养血。适用于项痹之气血亏虚证。症见颈部酸痛、气短
　　　　　乏力、懒散喜卧、面色㿠白，或头晕目眩，或者起立感觉眼
　　　　　前发黑，舌淡苔薄白，脉细弱。

【用　法】每周 1 剂，可经常食用。

第八节

腰 痹

　　腰痹是以腰痛、下肢疼痛、时伴有臀部疼痛为主要表现的病证。西医学中腰椎间盘突出症等以腰腿痛为表现的可参考本节辨证施膳。中医认为"腰为肾之府"，腰痛与肾脏的关系非常密切。本节主要介绍用于腰腿痛之寒湿证、湿热证、瘀血证、肾阳虚证的药膳。

◉ 黑豆猪腰汤

【原　　料】猪腰（羊腰）1 对，黑豆 100g，茴香 3g，生姜 9g，盐适量。

【做　　法】猪腰和黑豆加水适量，文火慢炖，将熟时加入茴香、生姜、盐少许，共煮熟。

【功　　用】补肾强腰，散寒除湿。适用于腰痹之寒湿证。症见腰部冷痛重着，转侧不利，逐渐加重，寒冷和阴雨天则加重，舌质淡苔白腻，脉沉而迟缓。

【用　　法】每日 1 剂，可经常食用。

◉ 沙葛猪骨汤

【原　　料】沙葛、猪扇骨各 500g，眉豆、赤小豆、白扁豆各 50g，蜜枣 2 个，姜 2 片，盐适量。

【做　　法】赤小豆、眉豆、白扁豆洗净，浸泡 1~2h；猪扇骨斩大件，洗净，汆水捞起；沙葛洗净，去皮，去筋，切块；煮沸清水，放入所有材料，大火煮 20min，转小火煲 1h，下盐调味即可食用。

【功　　用】清热利湿止痛。适用于腰痹之湿热证。症见腰部疼痛，重着而热，暑湿阴雨天气症状加重，活动后可减轻，身体困重，小便短刺，苔黄腻，脉濡数或弦数。

【用　　法】每日 1 剂，可经常食用。

● 活血三七鸡

【原　料】三七粉 15g，仔母鸡肉 250g，冰糖 25g。

【做　法】仔母鸡肉切片，冰糖捣细，将三七粉、冰糖与鸡肉片拌匀，隔水密闭蒸熟。

【功　用】祛瘀消肿止痛。适用于腰痹之瘀血证。症见腰痛如刺，痛有定处，痛处拒按，日轻夜重，轻者俯仰不便，重则不能转侧，舌质暗紫或有瘀斑，脉涩，部分患者有外伤史。

【用　法】每日 1 剂，每周 2~3 次。

● 骨碎补炖猪蹄

【原　料】骨碎补、牛膝各 20g，菟丝子 30g，川续断 15g，猪蹄 2 只，黄酒适量。

【做　法】将 4 味药用纱布包好，和猪蹄同放锅内，加水及黄酒适量，炖至猪蹄熟，吃猪蹄喝汤，每日 1 次。

【功　用】补肾壮腰，温阳止痛。适用于腰痹之肾阳虚证。症见腰部隐

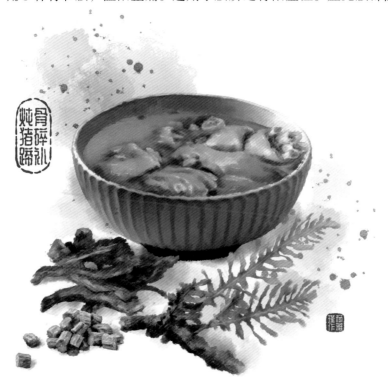

隐作痛，酸软无力，缠绵不愈，局部发凉，喜温喜按，遇老
更甚，卧则减轻，常反复发作，少腹拘急，面色㿠白，畏寒
肢冷，舌质淡，脉沉细无力。

【用　法】每日 1 剂，可经常食用。

● 杜仲炖猪腰

【原　料】猪腰 2 个，杜仲 30g，大枣 20g，枸杞子 5g，盐、胡椒粉适量。

【做　法】猪腰洗净，剖开，去脂膜，切片；将猪腰片、杜仲、大枣、
枸杞子加水同煮，先以旺火煮沸，转文火炖煮至熟，加盐、
胡椒粉调味。

【功　用】温阳和中，补肾疗虚。适用于腰痹之肾阳虚证。症见腰膝酸软，
畏寒肢冷，眩晕，耳鸣，心悸，便溏，小便清长，舌淡苔白，
脉沉细。

【用　法】每日 1 剂，每周 3~4 次。

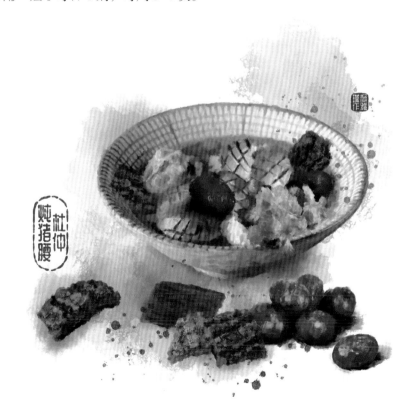

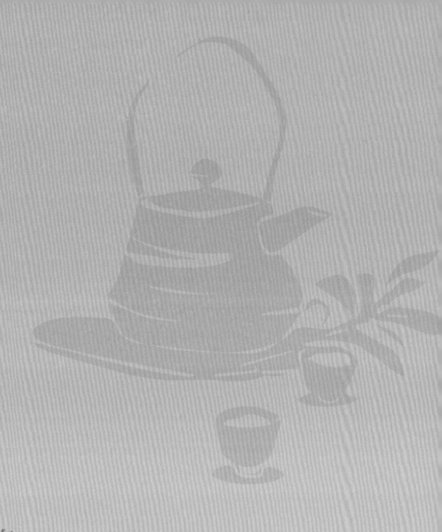

第六章

妇科疾病药膳

第一节

月经病

　　月经病是妇科临床的常见病、多发病，是指以月经的周期、经期、经量异常为主症，或伴随月经周期，或以绝经前后出现明显症状为特征的疾病。常见的月经病有月经先期、月经后期、月经先后无定期、月经过多、月经过少、经期延长、经间期出血、崩漏、闭经、痛经、月经前后诸证、绝经前后诸证等。本节主要介绍月经病之气血虚弱证，阴虚阳亢、心肾不交证，血虚证，阴虚血热证，心气不足证，崩漏（异常子宫出血）属脾虚者的药膳。

❀ 赤小豆茯苓阿胶羹

【原　料】赤小豆 15g，茯苓、阿胶各 10g，大枣 8 枚，冰糖适量。

【做　法】将赤小豆、大枣洗净，茯苓拍碎，与阿胶、冰糖一起放入锅中，加适量清水，大火煮开，改文火炖约 1h 即可。

【功　用】养血益气。适用于月经病之气血虚弱证。症见神疲懒言，四肢无力，面色少华，食欲减退，心慌心悸，舌淡苔薄白。可用于月经过少、月经后期、闭经，也可用于月经过多、崩漏的调理。

【用　法】每日 1 剂，趁热空腹食下，每周 1~2 次，间断服用。

【小贴士】气滞血瘀或湿热、寒湿体质的人禁服阿胶。

❀ 黑杜仲墨鱼汤

【原　料】黑杜仲 15g，墨鱼干 1 只，猪尾骨 250g，米酒、盐、生姜适量。

【做　法】将墨鱼干剪段，泡发洗净（墨鱼中的白色海螵蛸要一起炖）；将猪尾骨加米酒氽水去腥，煮好后洗净去血水；再将备好的墨鱼干、猪尾骨、黑杜仲、生姜片放入炖锅中，炖 2h，加入盐等调味。

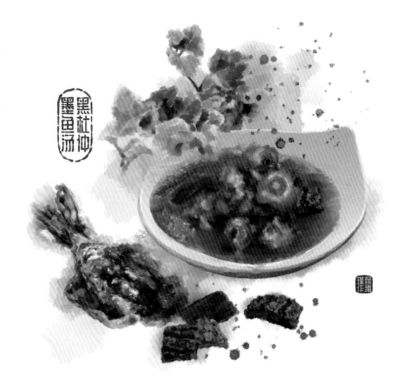

【功　用】补肾固冲，祛瘀通经。适用于月经病之阴虚阳亢、心肾不交证。
　　　　　症见烦躁失眠，头晕目眩，惊悸，心神不宁，遗精，带下病，
　　　　　久泻脱肛，自汗，盗汗等，舌红少津、苔少或无，脉细数。

【用　法】每周 1 剂，分餐食用，可经常食用。

【小贴士】湿热积滞者及高脂血症患者慎食；需要注意的是，应用炮制
　　　　　过的黑杜仲，有利于药物中物质的溶解吸收，杜仲无毒，但
　　　　　过量服用可引起头晕、疲倦乏力、嗜睡等不良反应。

● 四物龙眼龙骨汤

【原　料】白芍、当归各 10g，熟地黄 15g，川芎 6g，龙眼肉 15~20g，猪
　　　　　龙骨 250g，红糖适量。

【做　法】将猪龙骨斩块，冷水下锅，加葱、姜、米酒，煮好后洗净去
　　　　　血水；将白芍、当归、熟地黄、川芎、龙眼肉、红糖置于砂
　　　　　锅中炖煮约 2h。

【功　用】补益心脾，养血活血。适用于月经病之血虚证。症见面色淡

白或萎黄，眼睑、口唇、舌质、爪甲颜色淡白，头晕，或见眼花，两目干涩，心悸，多梦，健忘，神疲，手足发麻，或妇女月经量少、色淡、延期甚或经闭，脉细无力等。对于月经过多、崩漏的补血效果佳，对于血虚证的痛经效果尤佳。

【用　法】每日 1 剂，温服，每周 1~2 次。

【小贴士】感冒发热者禁止服用，腹胀、腹泻、肠胃不好者不宜服用；湿盛困脾者、痰湿阻滞者、上火者忌用龙眼肉。

● 地骨皮炒虾仁

【原　料】虾仁 24g，地骨皮 120g，蛋清、葱白、姜、老酒、油、味精、盐、水团粉、清汤适量。

【做　法】虾仁挑净皮须，用清水漂洗，控净水分，放蛋清、老酒、盐、水团粉浆好备用；地骨皮洗净，放开水煮熟后过凉，改刀切成虾仁大小的小段；葱白、姜洗净，切指甲片大小放小碗内，加入老酒、盐、味精、水团粉和少许清汤兑成汁备用；旺火坐锅，放入大油烧至五成熟时，倒入虾仁滑散，再倒入地骨皮，滑出控净油；另起油锅，将过油滑好的虾仁、地骨皮倒入锅内，倒入上述兑好的汤汁，颠翻均匀后即可起锅装盘。

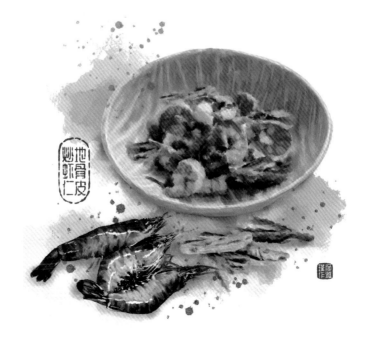

【功　用】凉血除蒸，滋阴降火。适用于月经病之阴虚血热证，症见两颧红赤，形体消瘦，潮热盗汗，五心烦热，夜热早凉，口燥咽干，舌红少苔，脉细数。如妇女虚劳潮热盗汗，肺热咳喘，吐血，衄血，血淋，消渴，高血压，痈肿，恶疮。

【用　法】每日 1 剂，每周 1 次，温服。

【小贴士】脾胃虚寒者忌服。

● 灵芝卤猪心

【原　料】灵芝 15g，猪心 500g，卤汁、葱、姜、花椒、盐、白糖、味精、芝麻油等调料适量。

【做　法】灵芝用水稍闷，煎熬 2 次，收汁滤取；猪心破开，洗净血水，与药液、葱段、姜片、花椒同入锅内，煮至六成熟，捞起稍晾凉，再放入卤汁锅内，文火煮熟捞起，揩净浮沫；取适量卤汁，加入盐、白糖、味精、芝麻油，加热收成浓汁，均匀涂在猪心里外。

【功　用】健脑益智，养心安神。适用于月经病之心气不足证。症见病体虚弱，记忆力差，失眠，不耐思考。

【用　法】每日 1 剂，温服。

【小贴士】脾胃虚弱者慎服，勿夜间用，易致腹胀。

● 番石榴龙眼粥

【原　料】番石榴 5 个，龙眼肉 60g，糯米 90g，生油 15g。

【做　法】将番石榴洗净，每个切成 4~6 块（斜形块）。炒锅置旺火上，下生油烧至八成熟时，把番石榴、龙眼肉倒入锅内翻炒几下即放入水、糯米（洗净，沥干）煮粥食用。

【功　用】健运脾胃，补血止血。适用于月经病之崩漏（异常子宫出血）属脾虚者。症见经血非时而下，量多如崩，或淋漓不断，色淡质稀，神疲体倦，气短懒言，不思饮食，四肢不温，或面浮肢肿，面色淡黄，舌淡胖苔薄白，脉缓弱。

【用　法】每周 1~2 剂，温服。

【小贴士】有实邪者忌用。

第二节

妊娠及产后病

　　妊娠病是指妊娠期间发生与妊娠有关的疾病，不但影响孕妇的身体健康，而且妨碍妊娠的继续和胎儿的正常发育，甚则威胁生命。常见的妊娠病如妊娠剧吐、先兆流产、习惯性流产、胎萎不长、胎水肿满、子肿、妊娠咳嗽等。产后病则是产妇在产褥期所发生的与分娩或产褥有关的疾病，常见的妊娠病如产后发热、产后恶露不绝、产后自汗、产后缺乳、产后身痛等。本节主要介绍妊娠及产后病之脾胃虚弱者、妊娠恶阻或兼下肢水肿证、有血虚胎动不安胎漏倾向者、自汗与失眠者、妇女肾虚喘咳或产后淋沥者的药膳。

● 青梅瘦肉鲫鱼汤

【原　料】咸青梅 3~4 枚，瘦肉 100g，鲫鱼 1 条（约 250 g），米酒、盐、姜、葱、白胡椒粉、植物油适量。

【做　法】鲫鱼去内脏，内外洗净，改花刀，加入姜丝、盐，倒入适量米酒，腌制 0.5h 左右；瘦肉切薄片；锅中倒入适量植物油，油热，转小火，将鱼整条放入锅中煎制，待两面煎至金黄后，加入略多的开水，放入咸青梅、瘦肉、葱段、姜丝，焖煮 30min，撒入少许盐、胡椒粉调味。

【功　用】健脾补虚。适用于妊娠及产后病之脾胃虚弱者。症见食欲不振，食后腹胀，恶心呕吐，腹泻便秘，打嗝烧心，面色萎黄，神疲倦怠，失眠，心悸，水肿等，大便时溏时泻，迁延反复，完谷不化，舌体胖大，苔薄白或白腻，脉细弱或濡。

【用　法】每周 1~2 剂，分餐食用，可经常食用。

【小贴士】鲫鱼不宜与人蒜一起吃，同食可能导致胃肠挛痛；不宜与砂糖同吃，会与鱼肉中的酶反应，影响身体健康；痛风病人、对鱼类过敏的人不宜喝鲫鱼汤；溃疡病及胃酸过多的人忌食青梅。

● 青梅陈皮饮

【原　料】咸青梅 1~2 枚，陈皮 10g，冰糖适量。

【做　法】将咸青梅、陈皮放入砂锅中，加入适量水、冰糖，水煎煮 20~30min。

【功　用】健脾和胃，降逆止呕。适用于脾胃虚弱型妊娠剧吐。症见妊娠以后，恶心呕吐不食，口淡或呕吐清涎，神疲思睡，舌淡苔白润，脉缓滑无力。也可用于症见口干、口苦、食欲不振、消化不良者。

【用　法】代茶频饮。

【小贴士】溃疡病及胃酸过多的人忌食青梅；陈皮偏于温燥，因此阴虚体质者不宜多食。

● 砂仁鲫鱼汤

【原　料】鲫鱼 1 条，瘦肉 50g，砂仁 6g，甘草 3g，葱段、姜丝、盐适量。

【做　法】鲫鱼刮鳞、去内脏，清水洗净；瘦肉切薄片。将鱼整条放入锅中煎制，待两面煎至金黄后，加入略多的开水，放入砂仁、甘草、葱段、姜丝，焖煮 30min，放入瘦肉片，再撒入盐调味即可。

【功　用】健脾利湿，和胃安胎。适用于妊娠病之妊娠恶阻、下肢水肿患者。妊娠恶阻症见孕妇在妊娠 40 天左右出现择食、食欲不振、胃纳减退、厌恶油腻、轻度恶心呕吐、头晕、倦怠及晨间起床后空腹状态下发生呕吐等早孕反应。

【用　法】每周 1~2 次，佐餐食用。

【小贴士】痛风病人、对鱼类过敏的人不宜喝鲫鱼汤。

● 鸡子阿胶羹

【原　料】鸡蛋 1 个，阿胶 10g，黄酒、盐适量。

【做　法】阿胶洗净，放入碗中，隔水蒸至阿胶融化，打入鸡蛋，加清水、盐、黄酒搅拌均匀，继续蒸至羹成。

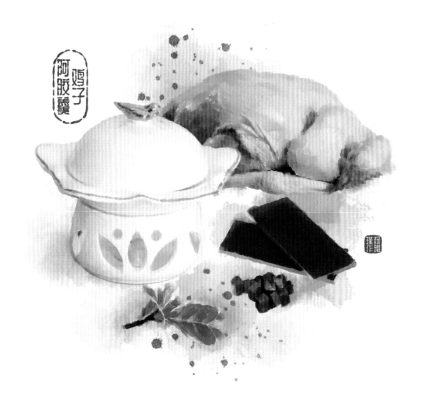

【功　用】滋阴养血，安胎。适用于有血虚胎动不安、胎漏倾向的孕妇
　　　　　食用。主要症见妊娠期阴道少量出血，色淡红，质稀薄；或
　　　　　小腹空坠，腰痛，面色㿠白，心悸气短，神疲肢倦，舌质淡
　　　　　苔薄白，脉细弱略滑。

【用　法】每日 1 剂，温服。

【小贴士】脾胃虚弱者慎服；不宜夜间服，易致腹胀。

● 柚皮生姜粥

【原　料】柚皮 15g，生姜 9g，粳米 150g。

【做　法】将柚皮洗净，清水 1000ml 煎成 1 碗半备用，生姜切成姜末，
　　　　　粳米洗净，同柚皮汁一起煮成稀粥，调入姜末即可服食。

【功　用】化痰下气，温中止呕。预防妊娠恶阻（妊娠恶阻症状可见本
　　　　　章节"砂仁鲫鱼汤"项）。

【用　法】每日 1 剂，温服。

【小贴士】阴虚内热者忌服。

● 猪心枣仁粥

【原　料】猪心1个，酸枣仁10g，粳米100g，猪油、盐、味精适量。

【做　法】猪心洗净，切薄片；粳米淘洗干净；酸枣仁纱布包备用。猪油下锅，加入猪心，纱布包酸枣仁，用清水烧开煮成粥，去纱布包，调入盐、味精稍煮即成。

【功　用】养血敛汗，宁心安神。适用于产后病之自汗、失眠。自汗即白昼汗出、动辄尤甚者，常伴有疲惫、乏力、气短、畏寒等症状；尤其适用于产后失眠、产后汗出。

【用　法】每周1~2剂，温服。

【小贴士】凡有实邪郁火及泻泄者慎服。

● 核桃鳗鱼煲

【原　料】活鳗鱼500g，核桃仁30g，香菜、麻油、酱油、老酒、蒜、葱、姜、海鲜粉、湿薯粉适量。

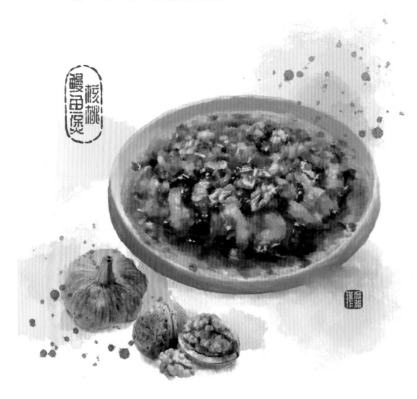

【做　法】活鳗鱼用竹刀将肉取下，切段寸半长；香菜洗净，切 2.5cm
　　　　　长的段；核桃仁去皮，用生油炒酥，切成碎粒；蒜、葱、姜
　　　　　洗净，分别切成末。将铁锅放在旺火上，放入生油，七成熟时，
　　　　　放入蒜、葱、姜末炝锅，再放入鳗鱼煸炒，下各种调味料试
　　　　　口后，用湿薯粉勾芡，起锅装盘。菜面中心处用手勺拨一小
　　　　　窝，撒上海鲜粉，将余下的蒜末撒在锅中，在盘中放上麻油，
　　　　　再撒上香菜和碎桃仁即可。

【功　用】补虚损，强筋骨，温肺定喘，润肠。适用于妇女肾虚喘咳，
　　　　　产后淋沥，大便秘结等。

【用　法】每周 1 剂，温服。

【小贴士】阴虚火旺、便溏者不宜食用。

第三节

带下病及妇科杂病

　　带下病是指带下量明显增多或减少，色、质、气味发生异常，
或伴全身或局部症状者，常见的如外阴阴道炎。凡不属经、带、胎、
产和前阴疾病范畴，而又与女性解剖、生理特点有密切关系的疾病，
称为"妇科杂病"。常见的妇科杂病有不孕、子宫脱垂、盆腔炎、
盆腔包块等。本节主要介绍带下病之脾虚湿滞证、湿热瘀滞型盆腔
炎、妇女诸虚劳损证、湿热下注型阴痒证、阴挺下脱证、脏燥证、
妇女脾胃虚弱等的药膳。

● 土茯苓薏苡仁老鸭汤

【原　料】土茯苓、薏苡仁各 15g，老鸭 1 只，黄酒、生姜、葱、盐适量。

【做　法】将老鸭去内脏，洗净，切块，加黄酒，氽去血水，洗净；
　　　　　土茯苓、薏苡仁洗净，放入锅中，加葱、姜、盐、黄酒、
　　　　　清水适量，武火煮沸后改文火炖煮至老鸭软烂即可。

【功　用】益气补脾，祛湿止带。适用于带下病之脾虚湿滞证。症见食
　　　　　欲不振，食后腹胀，大便黏腻不爽，腹泻，少气懒言，倦怠，
　　　　　头部昏沉等，舌淡胖，苔白腻或黄腻，脉濡缓。

【用　法】每周1~2剂，佐餐食用。

【小贴士】肾虚或气虚者不宜长期食用土茯苓；脾胃虚弱者及孕妇慎服。

● 败酱草瘦肉汤

【原　料】鲜败酱草100g，瘦肉250g，玉米淀粉、生姜、葱白、盐适量。

【做　法】将鲜败酱草洗净，在沸水中烫煮片刻以减其苦寒之性，捞出，
　　　　　洗净浮沫，沥干备用；将瘦肉切薄片，再加入适量玉米淀粉
　　　　　搅拌，让瘦肉片均匀挂糊；把备好的瘦肉片、败酱草放入烧
　　　　　沸的清水（亦可用肉汤）中，加入适量姜片、葱白、盐等调味，
　　　　　煮熟即可。

【功　用】清热利湿。适用于湿热瘀滞型盆腔炎。症见小腹胀痛，口苦
　　　　　口干，带下黄而稠，小便混浊，大便干结，舌暗红苔黄或白，
　　　　　脉弦或弦数，或见低热，小腹疼痛灼热感，口干不欲饮，带
　　　　　下量多色黄质稠，或赤黄相兼，舌质红苔黄腻，脉滑数。

【用　法】每周1~2剂，佐餐食用。

【小贴士】败酱草应新鲜采摘，沸水烫煮；脾胃虚弱者及孕妇慎服。

● 党参枸杞猪蹄煲

【原　料】猪蹄500g，党参、枸杞子各30g，老酒50g，银耳20g，白术
　　　　　10g，酱油、精盐、味精、葱、姜、高汤适量。冬天加肉桂粉。

【做　法】将党参切片，加白术水煮提取浓缩汁30ml；猪蹄放入温水中，
　　　　　用小刀刮洗干净；锅中加水750ml，放入猪蹄，烧开后撇去
　　　　　浮沫，用旺火煮0.5h，捞出晾凉，切成小段。以上原料同枸
　　　　　杞子一起装在砂锅内，加入老酒、银耳、酱油、精盐、味精、
　　　　　葱、姜和高汤，冬天加肉桂粉，用微火炖1h时即可。

【功　用】滋肝补肾，益气养血。适用于妇女诸虚劳损之食少、乏力、自汗、
　　　　　眩晕、失眠、腰痛、营养不良、神经衰弱，消化不良，脘腹虚胀。

【用　　法】每周 1 剂，温服。

【小贴士】不宜晚餐用，较滋补，易致腹胀。

● 扁豆花粥

【原　　料】扁豆花 9g，椿白皮 15g，粳米 90g。

【做　　法】将扁豆花、椿白皮洗净，用纱布包好，加水 1 碗半煮成 1 碗；粳米加清水及扁豆花、椿白皮液同煮成稀粥。

【功　　用】清热利湿止带。适用于湿热下注型阴痒。症见外阴瘙痒，常伴带下量增多，色黄，脓性或黏稠有臭气，或伴胸闷心烦，口苦咽干，纳食较差，小腹或少腹作痛，小便短赤，舌红苔黄腻，脉濡数。

【用　　法】每周 1~2 剂，温服。

【小贴士】脾胃虚寒者忌服。

● 黄芪鸡肉粥

【原　　料】黄芪 30g，鸡肉 150g，升麻 10g，糯米 90g。

【做　　法】鸡去内脏洗净，切成小丁块；升麻、黄芪分别装在纱布袋内扎好。糯米下锅加清水，倒入升麻、黄芪煮为粥，去升麻、黄芪即可服食。

【功　　用】补气健脾，升阳举陷。适用于阴挺下脱（子宫脱垂）、孕期胎盘位置偏低。症见腹部下坠，腰酸，走路及下蹲时更明显。轻度脱垂者阴道内脱出物在平卧休息后能自行还纳，严重时脱出物不能还纳，影响行动。

【用　　法】每周 1~2 剂，温服。

【小贴士】凡实证、邪毒未清者不宜服用。

● 小麦灵芝粥

【原　　料】糯米、小麦、灵芝、冰糖各 50g。

【做　　法】将糯米、小麦、灵芝洗净，灵芝切块，用纱布包好，一同放入砂锅，加水 1 碗半，用文火煮至糯米、小麦熟透，加入冰糖服食。

【功　用】安神定志。适用于妇女脏躁。症见妇女精神忧郁，烦躁不宁，无故悲泣，哭笑无常，喜怒无定，呵欠频作，不能自控者，称脏躁。若发生于妊娠期，称"孕悲"；发生在产后，则称"产后脏躁"。

【用　法】每日 1 剂，温服。一般服 5~7 次有效。

【小贴士】湿热盛者慎用。

乌鸡南瓜盅

【原　料】南瓜 1000g，乌肉鸡 800g，肉桂皮 3g，糯米 50g，党参 10g，枸杞子、老酒、芝麻油、甜面酱、花生油、味精、白糖、酱油、葱、姜、生菜叶适量。

【做　法】选用扁圆形黄色南瓜 1 个，用刀在蒂柄下部挖一锯齿大刀纹，

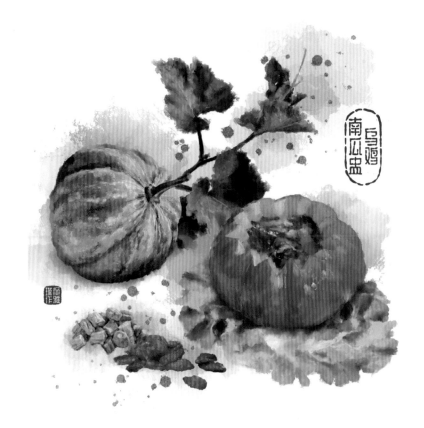

揭开蒂柄，挖掉籽瓤，洗净，放在四五成熟的花生油锅中，用微火慢慢炸七八分钟，耗去瓜内水分；糯米洗净烘干后，连同肉桂皮用微火炒焦黄倒出，擀碎备用；乌肉鸡剔去骨头，连皮一起切成4cm长、2.5cm宽的鸡肉块；葱、姜洗净，剁成碎末；生菜叶洗净。锅置旺火，放芝麻油作底，烧至六成熟时，放入甜面酱稍炒，再加入党参、枸杞子、酱油、老酒、味精、白糖、姜末，调和均匀，倒入乌肉鸡中拌匀腌20min左右，再将擀好的糯米粉加入清汤适量调匀，放进炸好的南瓜内，盖上南瓜盖，上屉用旺火蒸30min，取出装盘，四周码上用沸汤泡过的生菜即可。

【功　用】补中益气，补肝滋肾，养血祛风。适用于妇女脾胃虚弱，子宫脱垂，视物模糊。

【用　法】每周1剂，温服。

【小贴士】大便溏泄，有湿痰者不宜食用。

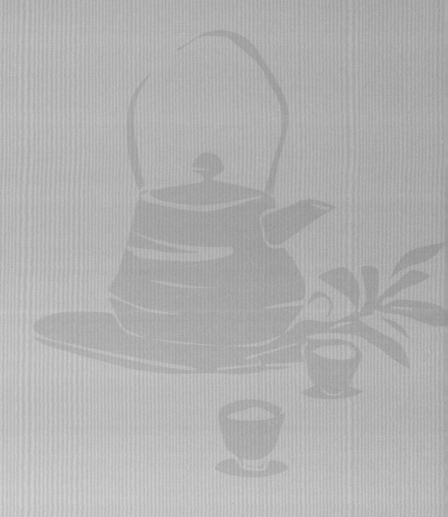

第七章

儿科疾病药膳

第一节

小儿感冒

　　感冒是以发热、恶寒、鼻塞、流涕、喷嚏、咳嗽、头痛、全身酸痛等肺卫表证为主要临床表现的外感疾病，俗称"伤风"。小儿生理特点为脏腑娇嫩、形气未充、卫外不固，加之父母调护不周、寒暖不知自调，易感受外邪。小儿感冒以感受风邪为主，风为百病之长，常夹寒、热、暑、湿、燥邪及时行疫毒等致病。本节主要介绍小儿感冒风寒束表证、风热袭表证、暑邪伤表证的药膳。

● 葱豉芫荽粥

【原　料】葱白、粳米各 50g，淡豆豉 20g，芫荽 10g。

【做　法】将葱白、芫荽洗净，切成碎末备用；淡豆豉用温水泡 20min，洗净备用；粳米用水淘洗干净，放入锅中，加入清水，用武火烧开，再改用文火慢慢熬煮；熬至米熟时，加入葱白、淡豆豉、芫荽，继续煮 15min 即可。

【功　用】发表散寒，醒脾和中。适用于小儿感冒之风寒袭表证。症见发热轻，恶寒，头痛、关节疼痛明显，鼻塞声重，鼻流清涕，口不渴，咽喉疼痛不明显，或仅见咽痒。

【用　法】每日早、晚各 1 剂，每次 1 碗，趁热食用。

● 银花薄荷粥

【原　料】金银花 15g，薄荷 10g，粳米 50g，冰糖适量。

【做　法】将金银花、薄荷放入锅内，加清水适量，煮 3min，去渣取汁；粳米洗净，煮粥；待粥将熟时，加入冰糖适量及金银花、薄荷汁，再煮开 2min 即可。

【功　用】疏风清热利咽。适用于小儿感冒之风热袭表证。症见发热重，

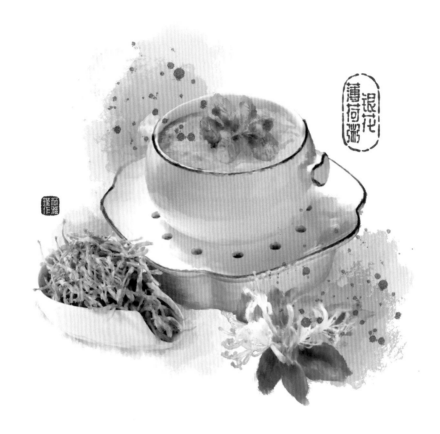

恶寒轻，伴有咽干咽涩，甚至咽喉红肿疼痛，鼻塞或鼻流黄涕，口渴，痰黏色黄等。

【用　法】每次 1 碗，趁热食用，每日早、晚各 1 次。

● 藿荷冬瓜汤

【原　料】藿香 10g，鲜荷叶 1/4 张，鲜冬瓜 500g，盐适量。

【做　法】将鲜荷叶洗净，剪碎；鲜冬瓜去皮，洗净，切片。将藿香、鲜荷叶和冬瓜片一同放入锅内，加水适量煲汤，煮熟后去荷叶、藿香，加适量盐调味即可。

【功　用】祛暑解表，清热化湿。适用于小儿感冒之暑邪伤表证。症见头晕，烦渴，呕吐或腹泻，不思饮食，伴有发热、恶寒、头痛或全身疼痛等。

【用　法】每次 1 碗，趁热食用，每日早、晚各 1 次。

第二节————————————————————————————

小儿咳嗽

咳嗽是小儿常见的肺系疾病，临床以咳嗽为主症。咳嗽可分外感咳嗽与内伤咳嗽，而小儿肺常不足，卫外不固，易感外邪，临床以外感咳嗽为多见。本节主要介绍小儿咳嗽之风寒犯肺证、风热犯肺证、痰热证、气虚证、阴虚证的药膳。

紫苏陈皮红糖粥

【原　料】紫苏叶、陈皮各 9g，白萝卜、粳米各 100g，红糖适量。

【做　法】将白萝卜洗净，切丝备用；紫苏叶、陈皮及白萝卜放入锅中，加水煮至白萝卜软烂，去渣取汁，用药汁煮粳米成粥，调入红糖即可。

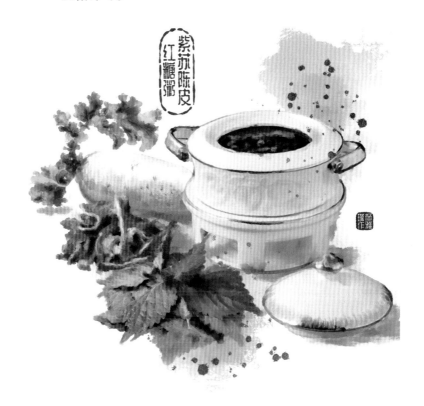

【功　用】疏风散寒，化痰止咳。适用于小儿咳嗽之风寒犯肺证。症见
　　　　　咳嗽频作，声重，痰白清晰，鼻塞流涕，恶寒无汗，发热
　　　　　头痛，全身酸痛等。

【用　法】每次 1 碗，温服，每日早、晚各 1 次。

● 西番莲桑叶枇杷汤

【原　料】西番莲 15g，桑叶、枇杷叶各 12g，冰糖适量。

【做　法】刷去枇杷叶背绒毛，与桑叶、西番莲一同放入锅中，加水适
　　　　　量，煎取药汁，加适量冰糖即可。

【功　用】疏风清热，止咳化痰。适用于小儿咳嗽之风热犯肺证。症见
　　　　　咳嗽不爽，痰黄黏稠，不易咳出，口渴咽干，鼻流浊涕，发
　　　　　热恶风，头痛，微汗出等。

【用　法】每次 1 碗，趁热食用，每日早、晚各 1 次。

● 鱼腥草杏桔粥

【原　料】鱼腥草 15g，苦杏仁、桔梗各 10g，粳米 100g，冰糖适量。

【做　法】将苦杏仁去皮尖，与鱼腥草、桔梗一同放入锅内加水煮至苦
　　　　　杏仁软烂，去渣取汁，用药汁煮粳米成粥，调入适量冰糖。

【功　用】清肺化痰止咳。适用于小儿咳嗽之痰热证。症见咳嗽痰多，
　　　　　色黄黏稠，难以咳出，甚则喉间痰鸣，发热口渴，烦躁不宁，
　　　　　尿少色黄，大便干结等。

【用　法】每次 1 碗，趁热食用，每日早、晚各 1 次。

● 山药杏仁粥

【原　料】山药 30g，苦杏仁 10g，粳米 100g，冰糖适量。

【做　法】将苦杏仁去皮尖，放入锅中加水煮至苦杏仁软烂，去渣取汁；
　　　　　山药洗净，切片。用药汁煮山药和粳米成粥，调入适量冰糖。

【功　用】益气补肺，止咳祛痰。适用于小儿咳嗽之气虚证。症见咳而
　　　　　无力，痰白清稀，面色苍白，气短懒言，语声低微，自汗畏
　　　　　寒等。

【用　法】每次 1 碗，趁热食用，每日早、晚各 1 次。

● 石斛麦冬瘦肉汤

【原　料】石斛、麦冬各 15g，猪瘦肉 150g，盐、味精适量。

【做　法】将猪瘦肉洗净，切块，与石斛、麦冬一起放入锅中煎煮，煮
　　　　　熟后去石斛、麦冬，加盐、味精适量调味。

【功　用】滋阴润肺止咳。适用于小儿咳嗽之阴虚证。症见干咳无痰，
　　　　　或痰少而黏，不易咳出，或痰中带血，口渴咽干，喉痒，声
　　　　　音嘶哑，午后潮热或手足心热等。

【用　法】每次 1 碗，趁热食用，每日早、晚各 1 次。

第三节————————————————————————————

乳　蛾

　　乳蛾又称喉蛾，其发病部位在咽喉部两侧的喉核处。因风热邪
毒循口鼻入侵肺系，咽喉首当其冲，邪毒搏击于喉核，或因脏腑亏
损、虚火上炎而致。相当于西医的扁桃体炎。风热喉痹和虚火喉痹
（相当于现代的急慢性咽炎）与风热乳蛾和虚火乳蛾的病因病机相
同，故可参照。本节主要介绍乳蛾之风热证和虚火证的药膳。

● 野菊花薄荷茅根饮

【原　料】野菊花、薄荷、白茅根各 15g，冰糖适量。

【做　法】将猪瘦肉洗净，切块，与野菊花、薄荷及白茅根一起放入锅
　　　　　中煎煮，煮熟后去野菊花、薄荷及白茅根，加冰糖适量调味。

【功　用】疏风清热，消肿利咽。适用于乳蛾之风热证。症见咽部疼痛，
　　　　　咽喉干燥灼热感，喉核红肿，连及周围咽部，或见发热恶寒，
　　　　　头痛鼻塞，咳嗽，舌边尖红，苔薄白或微黄，脉浮数。

【用　法】每次 1 碗，趁热食用，每日早、晚各 1 次。

● 十大功劳五指毛桃汤

【原　料】十大功劳、五指毛桃、盘龙参各 20g，猪瘦肉 150g，盐、味精适量。

【做　法】将猪瘦肉洗净，切块，与十大功劳、五指毛桃及盘龙参一起放入锅中煎煮，煮熟后去十大功劳、五指毛桃及盘龙参，加盐、味精适量调味。

【功　用】滋阴降火，清利咽喉。适用于乳蛾之虚火证。症见咽部微痛、微痒，干咳无痰，咽部有梗阻感，喉核肥大、潮红或有少许黄白色脓点，口燥咽干，不欲饮食，午后颧红，手足心热，大便干结，舌质红少苔，脉细数。

【用　法】每次 1 碗，趁热食用，每日早、晚各 1 次。

第四节

小儿泄泻

泄泻是以大便次数增多、粪质稀薄或如水样为特征的小儿常见病。中医学认为，小儿泄泻多责之于脾之运化水湿失调，水湿不运，清浊不分，水谷不化，走于大肠，泄泻而作。治以健脾化湿。本节主要介绍小儿脾虚泻证、小儿伤食泻证的药膳。

● 山药芡实莲子粥

【原　料】新鲜山药、小米各 100g，芡实、莲子各 30g。

【做　法】新鲜山药去皮切片，与芡实、莲子及小米一起放入锅内，武火煮开，转文火煮 30min 成粥，即可食用。

【功　用】健脾利湿，止泻。适用于小儿脾虚泻证。症见大便稀溏，色淡不臭，多见食后作泻，面色萎黄，神疲倦怠，食欲不振，舌质淡苔白，脉缓弱，指纹淡。

【用　法】每次 1 碗，趁热食用，每日早、晚各 1 次。

● 山楂麦芽萝卜粥

【原　料】山楂、生麦芽各 10g，萝卜 50g，小米 100g。

【做　法】将萝卜、山楂洗净，切片，与生麦芽、小米一起放入锅中，武火煮开，转文火煮 30min 成粥，即可食用。

【功　用】消食化积。适用于小儿伤食泻证。症见大便稀溏，夹有乳凝块或食物残渣，气味酸臭，或如败卵，脘腹胀痛，便前腹痛，泻后痛减，腹痛拒按，嗳气酸馊，或有呕吐，不思乳食，夜卧不安等。

【用　法】每次 1 碗，趁热食用，每日早、晚各 1 次。

第五节

小儿厌食

厌食是以较长时期厌恶进食，食量减少为特征的一种常见病证。小儿脏腑娇嫩，脾常不足，先天禀赋不足，或后天调护失宜，影响脾胃的运化功能，致脾胃不和，纳化失健，而出现食欲不振，厌恶进食，食而乏味，食量减少，或伴嗳气泛恶，大便不调，食后易胀。本节主要介绍小儿厌食之脾失健运证、脾胃气虚证、脾胃阴虚证的药膳。

● 金锁匙猪胰汤

【原　料】金锁匙（独脚金）15g，猪胰 1 个，味精、盐适量。

【做　法】将猪胰洗净，余水捞起备用，与金锁匙一起放入炖锅中，炖煮 2h，调入味精、盐适量即可。

【功　用】健脾开胃消积。适用于小儿厌食之脾失健运证。症见食欲不振，厌恶进食，食而乏味，或伴胸脘痞闷，嗳气泛恶，大便不调，偶尔多食后脘腹饱胀，脾气暴躁，睡眠不安等。

【用　法】每晚温服 1 碗。

四神鸭胗汤

【原　料】山药、莲子、茯苓、芡实各 10g，鸭胗 2 个，味精、盐适量。

【做　法】将鸭胗洗净，汆水捞起备用；将药材和鸭胗放入炖锅中，炖煮 1h，调入适量味精、盐即可。

【功　用】益气健脾，消食。适用于小儿厌食之脾胃气虚证。症见不思进食，食而不化，大便溏薄夹不消化食物，面色少华，形体消瘦，肢倦乏力等。

【用　法】每晚温服 1 碗。

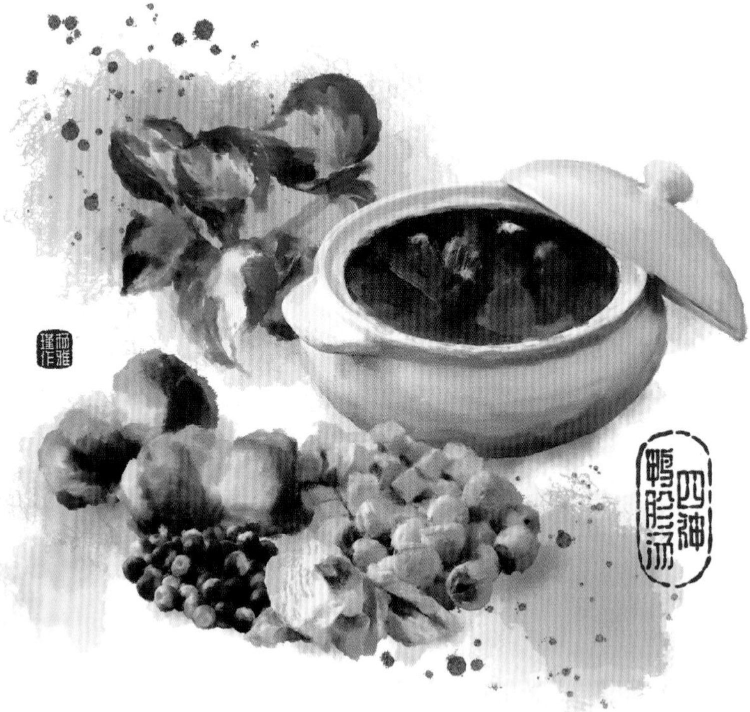

滋阴养胃粥

【原　料】太子参 6g，石斛、麦冬各 10g，粳米 150g。

【做　法】将太子参、石斛、麦冬洗净，水泡透，煎煮后去渣取汁，药汁与粳米一起放入锅中，大火煮开后改文火熬煮 1h 即可食用。

【功　用】健脾养阴，益胃。适用于小儿厌食之脾胃阴虚证。症见不思
　　　　　进食，食少饮多，皮肤失润，或见咽干口燥，大便偏干，小
　　　　　便短黄，甚或烦躁少寐，手足心热，舌红少津苔少，脉细数。
【用　法】每晚温服 1 碗。

第六节

尿　频

　　尿频是儿科临床常见病症，以小便频数为特征。本病多发于学
龄前儿童，女孩多于男孩。多为感受湿热之邪，膀胱气化功能失常。
本节主要介绍尿频之湿热下注证、脾肾气虚证的药膳。

● 茅根车前草粥

【原　料】白茅根 50g，车前草 30g，粳米 100g，盐、味精适量。
【做　法】将白茅根、车前草洗净，加水适量，煎煮 15min，滤渣取汁；
　　　　　粳米与药汁同煮，武火烧开，改文火慢慢熬煮，粥成后加入
　　　　　盐、味精适量调味。
【功　用】清热利湿，通利膀胱。适用于尿频之湿热下注证。症见小便
　　　　　频数短赤，尿道灼热疼痛，尿液淋漓浑浊，小腹坠胀，腰部
　　　　　酸痛，婴儿则时时啼哭不安，常伴发热、烦躁口渴、头痛身痛、
　　　　　恶心呕吐等。
【用　法】每次 1 碗，趁热食用，每日早、晚各 1 次。

● 益智仁山药小肠粥

【原　料】益智仁、山药各 10g，芡实 15g，猪小肠、粳米各 100g，盐、
　　　　　味精适量。
【做　法】将大米洗净，猪小肠洗净，氽水捞起，同药材放入炖锅中，炖
　　　　　煮 1h，撇去药材，放入粳米，炖煮 90min，调入味精、盐调味。

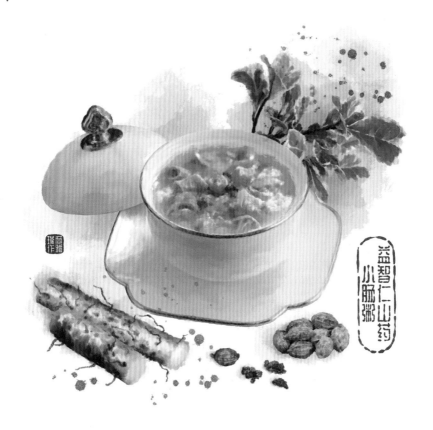

【功　用】温补脾肾，缩尿固精。适用于尿频之脾肾气虚证。症见小便
　　　　　频数，滴沥不尽，尿液不清，神倦乏力，面色萎黄，食欲不振，
　　　　　甚则畏寒怕冷，手足不温，大便稀薄，眼睑浮肿等。

【用　法】每次 1 碗，趁热食用，每日早、晚各 1 次。

第七节

小儿遗尿

遗尿是指 5 岁以上的小儿不能自主控制排尿，经常睡中小便自
遗，醒后方觉的一种病证。病因责之于先天禀赋不足，肺、脾、肾
功能不足，心肾不交，肝经湿热下注。其中以肾气不固、下元虚寒
所致的遗尿最为多见。本节主要介绍遗尿之肾气不足证的药膳。

土人参金樱子炖猪小肚

【原　料】土人参 20g，金樱子 30g，猪小肚 1 个，盐、味精适量。

【做　法】将猪小肚洗净，用开水煮 15min，取出在冷水中冲洗，土人参、金樱子放入锅内，加水用武火烧开后，转用文火煮 10min，去渣取汁，药汁与猪小肚炖煮 90min，调入适量味精、盐即可。

【功　用】缩尿止遗，固肾。适用于遗尿之肾气不足证。症见睡中经常遗尿，醒后方觉，天气寒冷时加重，小便清长，神疲乏力，面色少华，形寒肢冷，腰膝酸软，舌淡苔薄白或白滑，脉沉细或沉弱等。

【用　法】每次 1 碗，趁热食用，每日早、晚各 1 次。

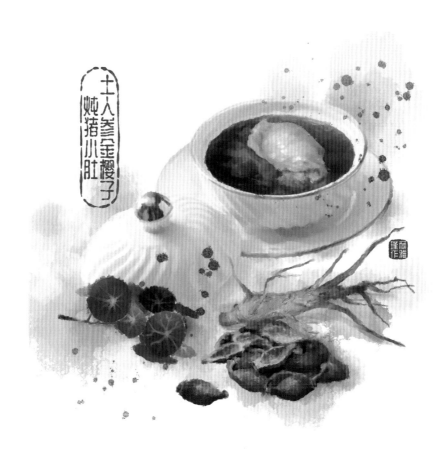

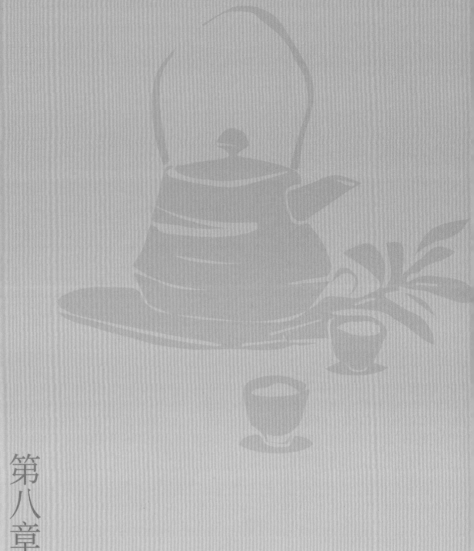

第八章

养生保健类药膳

　　人体的健康基于脏腑调和，气血津液充沛，经络通达，即阴阳动态平衡。养生保健类药膳通过饮食来调节脏腑经络，平衡气血阴阳，具有增强体质、改善形象、调养精神、促进智力发育、延缓衰老等作用，使生理和心理健康得到增强和维护。养生保健类药膳适用于日常保健，可供各类健康人群提高生活质量选用，同时对于各种原因导致的亚健康状态、体质衰减、精神疲惫等，有较好的调节作用，也可用于脏腑功能失调导致的生理、心理失调，是中医药膳学中最具特色的内容之一。

　　根据不同人群的健康要求，养生保健药膳可分为健美减肥、美发乌发、润肤养颜、延年益寿、明目增视、聪耳助听、益智健脑、增力耐劳 8 种。各类养生保健药膳虽然适用于常人和以虚损为主的证候，但身体的失调终有阴阳虚实之分，故使用各类药膳时仍须遵循辨证施膳的原则，有针对性地运用具体药膳。此外，多数药膳有偏寒或偏热的倾向，长期使用，要注意采用平衡协调的方法纠正之，以防日久积寒或蕴热，造成脏腑的负担。

❀ 减脂茶

【原　料】干荷叶、薏苡仁、陈皮各 10g，干山楂 20g（约 15 片），冰糖适量。

【做　法】将干荷叶、陈皮、薏苡仁和干山楂清洗一下，捞出，放入锅中，倒入 700ml 清水，大火煮开后，转中火继续煮 5min。壶中放入冰糖，搁一个漏网，将煮好的茶水倒入壶中，搅拌至冰糖融化即可。

【功　用】清暑化湿，利尿通便，健脾升阳，排毒减脂。用于暑热烦渴，暑湿泄泻，脾虚泄泻，血热吐衄，便血崩漏；亦适用于内分泌紊乱所导致的肥胖，或水肿型肥胖、便秘型肥胖。

【用　法】每日 1 剂，开水冲泡代茶饮，连服 100 日。

【小贴士】孕妇慎用。

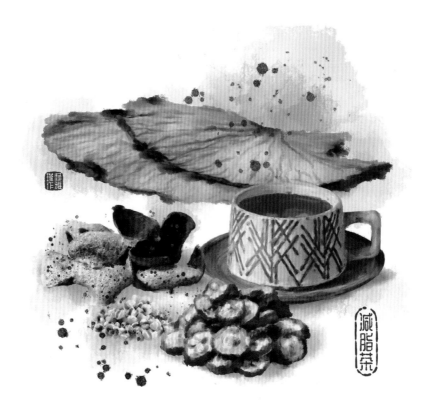

● 菟丝子粥

【原　料】菟丝子 30~60g（鲜者 60~100g），粳米 100g，白糖适量。

【做　法】先将菟丝子洗净后捣碎，或用新鲜菟丝子捣烂，水煎取汁，
去渣后，入粳米煮粥，粥将熟时，加入白糖稍煮即可。

【功　用】补益肝肾，固精缩尿，安胎，明目，止泻。适用于肾气不足
所致的阳痿、早泄、小便频数、头晕眼花、视物不清、耳鸣
耳聋以及带下病、习惯性流产。

【用　法】每日早、晚各 1 剂，7~10 日为 1 个疗程，隔 3~5 日再服。

【小贴士】菟丝子粥是和缓的补养强壮性药粥，若要达到预期效果，须
坚持长期食用。

● 番木瓜花生鸡脚汤

【原　料】番木瓜 1 个，花生 100g，鸡脚 250g，瘦肉 500g，大枣、姜片适量。

【做　法】先将鸡脚去甲，用清水煮 5min 捞起冲水；番木瓜去皮囊和籽，切成几块；大枣去核。上述材料放进汤煲里共煮 1.5h 后，调味食用。

【功　用】补虚健胃，润肤养颜。适合皮肤干燥、筋骨羸弱的人饮用。

【用　法】每日 1 剂，每周 1~2 次，温服。

【小贴士】孕妇慎用。

● 山楂核桃饮

【原　料】核桃仁 150g，山楂 50g，白糖 200g。

【做　法】核桃仁加水少许，用石磨磨成浆，装入容器中，再加适量凉开水调成稀浆汁；山楂去核，切片，加水 500ml，煎煮 0.5h，滤出头汁，再煮取二汁；将一、二汁合并，复置火上，加入白糖搅拌，待溶化后，再缓缓倒入核桃仁浆汁，边倒边搅匀，烧至微沸即可。

【功　用】补肺肾，润肠燥，消食积。用于肺虚咳嗽、气喘，腰痛，便干，食积，经少腹痛等；也可作为冠心病、高血压、高脂血症及老年便秘等患者的保健饮料。

【用　法】早、晚各服 1 剂，温服为宜。

【小贴士】山楂不宜与人参等补药同时服用，一次也不宜食用过多，脾胃虚弱者慎食；山楂有破气作用，吃多了会耗气，故孕妇、儿童、老人宜慎用。

● 决明子炒鸡肝

【原　料】决明子、黄瓜、胡萝卜各 10g，鲜鸡肝 200g，鲜汤 20ml，食用油 500g，盐、白糖、料酒、香油、淀粉、味精、大蒜末、葱、姜适量。

【做　法】先将决明子焙干，研成细末；再将鸡肝洗净，切片，放于碗内，加入盐、香油少许，腌渍 3min，然后加一半淀粉拌匀；黄瓜、胡萝卜洗净，切片。炒锅内注入食用油烧至六七成热时，把鸡肝放入油内炸片刻，捞出用漏勺沥干油，锅内留少许油，放入胡萝卜、黄瓜、葱、生姜、料酒、白糖、盐、味精、决明子末，用鲜汤、淀粉调芡入锅，再将鸡肝片倒入锅内，翻炒均匀，加入大蒜末、香油，出锅装盘即成。

【功　用】滋补肝血，清肝明目。适用于肝血亏虚导致的目翳昏花、雀目夜盲、风热目赤肿痛、青盲内障、肠燥便秘的人群。

【用　法】每日 1 剂，每周 1~2 次，温服。

【小贴士】实热火气上攻所致的目疾患者不宜食用。

◉ 保元汤

【原　料】鲫鱼 1 条（约 250g），牛肉 500g，猪蹄 250g，大枣 10 枚，生山楂 3 个（约 10g），盐少许。

【做　法】将鲫鱼去鳞、鳃和内脏，洗净；将牛肉切成麻将块；猪蹄切块，冷水洗净；将山楂、大枣洗净，装入鲫鱼肚内，与牛肉、猪蹄一同放入紫砂锅，加冷水至锅的七八成满，用大火煮沸，再改用慢火煲 6~10h，后加盐调味即可食用。

【功　用】健脾利水，补气养血，补肝肾，养元气。此汤可谓活性氨基酸营养液，男女老少四季皆宜，尤其适用于亚健康体质的人。

【用　法】每日 1 剂，每周 1~2 次，温服。

【小贴士】体内有实热证或高热者不宜食用。

◉ 龙眼肉大枣银耳羹

【原　料】龙眼肉 25g，大枣、莲子各 30g，干银耳 5g。

【做　法】将龙眼剥去外壳后，放入热水中浸泡一会，去掉核；干银耳用水泡发后洗净，撕成小块；大枣切开，去核；将银耳和莲子放入锅中，加水煮开后转小火煮约 40min 至银耳黏稠；随后倒入大枣肉和龙眼肉，小火煮约 30min 即可。

【功　用】补益气血，恢复元气，抵御风寒，延缓衰老。

【用　法】每日 1 剂，每周 1~2 次，温服。

【小贴士】体内有实热证或高热者不宜食用。

参考文献

[1] 谭兴贵.中医药膳学[M].新世纪第1版.北京：中国中医药出版社，2004.

[2] 元阳真人.黄帝内经（附白话全译）[M].刘九阳，校对.重庆：西南师范大学出版社，1993.

[3] 韩维恒.中药正别名集[M].长沙：湖南科学技术出版社，1996.

[4] 陈蔚文.中药学[M].北京：中国中医药出版社，2014：2.

[5] 郑金生.海外回归中医善本古籍丛书：第2册[M].北京：人民卫生出版社，2002.

[6] 周家明，曾鸿超，朱琳，等.三七药膳的历史考证[J].人参研究，2009，21（2）：27-28.

[7] 周祯祥，唐德才.中药学[M].北京：中国中医药出版社，2016.

[8] 刘润平.红枣的营养价值及其保健作用[J].中国食物与营养，2009（12）：50-52.

[9] 朱震亨.丹溪心法[M].王英，竹剑平，江凌圳，整理.北京：人民卫生出版社，2017：188.

[10] 罗大伦.中秋时节话山楂[J].中医健康养生，2016，12（9）：32-33.

[11] 王士雄.随息居饮食谱[M].孙舒雯，王英，注.北京：中国中医药出版社，2020.

[12] 沈贤娟，黄泽豪.民间药公石松的文献考证[J].中药材，2015，38（3）：629.

[13] 黄宫绣.本草求真[M].上海：上海科学技术出版社，1979：212-313.

[14] 林汉钦，林向前.漳州市中药传统炮制技术[M].福州：福建科学技术出版社，2022.

[15] 蔡长河，唐小浪，张爱玉.龙眼肉的食疗价值及其开发利用前景[J].食品科学，2002，23（8）：329.

[16] 现代中药学大词典编委会.现代中药学大词典[M].北京：人民卫生出版社，2001：371.

[17] 国家中医药管理局《中华本草》编委会.中华本草[M].上海：

上海科学技术出版社，1999.

［18］江纪武，肖庆祥.植物药有效成分手册［M］.北京：人民卫生
　　　出版社，1986：232.

［19］张媛，赵鸿君.本草名词艾叶演变探析［J］.辽宁中医药大学学报，
　　　2012，14（3）：49-51.

［20］张登本.全注全译神农本草经［M］.北京：新世界出版社，2009.

［21］李时珍.《本草纲目》新校注本［M］.刘衡如，刘山永，校注.
　　　北京：华夏出版社，2002.

［22］陶弘景.名医别录（辑校本）［M］.尚志钧，辑校.北京：人民
　　　卫生出版社，1986.

［23］张延模.临床中药学［M］.北京：中国中医药出版社，2004：313.

［24］吴佩衡.佩衡医案［M］.吴生元，吴元坤，整理.北京：人民军
　　　医出版社，2011：119-120.

［25］张存悌.中医火神派探讨［M］.北京：人民卫生出版社，2011：
　　　190-265.

［26］太平惠民和剂局.太平惠民和剂局方［M］.刘景源，点校.北京：
　　　人民卫生出版社，2007：108.

［27］赵佶敕.圣济总录精华本［M］.余瀛鳌，林菁，等编选.北京：
　　　科学出版社，1998：117-118.

［28］陈自明，妇人大全良方［M］.李洪晓，余瀛鳌，等点校.北京：
　　　人民卫生出版社，1985：32.

［29］傅文录.火神派方药临证指要［M］.北京：学苑出版社，2011：
　　　104.

［30］张锡纯.医学衷中参西录［M］.石家庄：河北人民出版社，
　　　1974：85-86.

［31］郑钦安.郑钦安医书阐释［M］.唐步祺，校注.成都：巴蜀书社，
　　　2020.

［32］中国科学院中国植物志编辑委员会.中国植物志：第43卷第3分
　　　册［M］.北京：科学出版社，1997.

［33］元秀."长生不老草"——灵芝［J］.现代养生，2014（17）：2.

［34］苏敬.新修本草［M］.上海：上海科学技术出版社，1959.

［35］李时珍．本草纲目：点校本下册［M］．刘衡如，点校．北京：人民卫生出版社，1982.

［36］谢宗万．全国中草药汇编［M］．北京：人民卫生出版社，1975.

［37］国家药典委员会．中华人民共和国药典临床用药须知中药饮片卷［M］．2010年版．北京：中国医药科技出版社，2010：581-584.

［38］黄锄荒，卢志明，颜艺芬．闽南青草药［M］．厦门：鹭江出版社，2013：253-254.

［39］福建省中医药研究院．福建药物志：第1卷［M］．福州：福建科学技术出版社，1994：367.

［40］《龙湫本草》编委会．龙湫本草：第1辑［M］．厦门大学出版社，2007：91-92.

［41］蔡少杭．漳州民间中医资源荟萃．［M］．福州：福建科学技术出版社，2022：220.

［42］周玲．青果的药膳食疗［J］．药膳食疗，2005：43.

［43］南京中医药大学．中药大辞典［M］．2版．上海：上海科学技术出版社，2006.

［44］陶弘景．本草经集注：辑校本［M］．尚志钧，辑校．北京：人民卫生出版社，1994：463.

［45］建宁县地方志编纂委员会．建宁县志［M］．北京：新华出版社，1995：140.

［46］肖培根．新编中药志：第2卷［M］．北京：化学工业出版社，2002：537.

［47］福建中医研究所中药研究室．福建民间草药［M］．福州：福建人民出版社，1959：20-21.

［48］南宁市中医药研究所．南宁市药物志：第2辑［M］．南宁：广西人民出版社，1960：15.

［49］蔡少杭，章骏德．漳州常用中草药图典［M］．福州：福建科学技术出版社，2020.

［50］张伯礼，吴勉华．中医内科学［M］．新世纪第4版．中国中医药出版社，2017.

［51］林汉钦，张少华．酒蒸甘薯治疗急性腰部扭伤浅述［J］．陕西中医，

1997（3）：137.

［52］慈书平 . 骨科疾病饮食调养专家谈问 ［M］. 合肥：安徽科学技术
出版社，2018.

［53］陶弘景 . 名医别录：辑校本 ［M］尚志钧，辑校 . 北京：中国中医
药出版社，2022：78.

［54］朱橚 . 救荒本草校释与研究 ［M］. 王家葵，张瑞贤，李敏，校注 .
北京：中医古籍出版社，2007：327.

索　引

二画

二仙烧羊肉 /191

二瓜汤 /172

二金消石散 /186

十大功劳五指毛桃汤 /218

人参三七炖鸡 /129

人参莲肉汤 /141

人参核桃鸡汤 /119

人参核桃粳米粥 /142

人参蛤蚧粥 /125

三画

三七川芎莲藕汤 /142

三七当归鸽 /189

三七炖猪心汤 /128

三花参麦茶 /192

三金瘦肉汤 /170

土人参金樱子炖猪小肚 /223

土茯苓薏苡仁老鸭汤 /207

大麦茶 /170

小麦灵芝粥 /209

山丹桃仁粥 /193

山药芡实莲子粥 /218

山药杏仁粥 /216

山楂麦芽萝卜粥 /219

山楂核桃饮 /227

川贝石斛煲甲鱼 /115

川贝陈皮粥 /118

川芎白芷炖鱼头 /150

川芎荷叶粥 /138

马齿苋车前草茶 /187

四画

天麻川芎鱼头汤 /146

天麻石决明番鸭汤 /138

天麻茯苓炖豆腐 /146

天麻煮鹅蛋 /144

元胡山楂酒 /129

木棉牡蛎汤 /160

五汁饮 /116

车前草白茅根猪小
　肚汤 /168

牛膝炖鹌鹑 /181

升蓉炖猪大肠 /158

公石松瘦肉汤 /134

乌鸡南瓜盅 /210

巴戟炖猪大肠 /187

五画

石斛贝母羹 /123

石斛麦冬瘦肉汤 /217

龙眼肉大枣银耳羹 /228

龙眼肉乌枣汤 /136

北芪大枣粥 /125

归芪乌鸡汤 /127

甲鱼滋肾汤 /142

四白饮 /123

四君蒸母鸡 /141

四物龙眼龙骨汤 /200

四物炖母鸡 /140

四神鸭�胗汤 /220

四神粥 /171

生脉银耳羹 /133

生津滋胃饮 /173

白茅根莲藕老鸭汤 /169

白胡椒猪肚汤 /152

冬瓜鲤鱼汤 /166

加味补虚正气粥 /119

六画

地骨皮炒虾仁 /201

地胆草炒鸭蛋 /167

芝麻桂膝糊 /180

西番莲桑叶枇杷汤 /216

百玉__冬粥 /114

百合白果牛肉汤 /124

百合杏贝炒芥菜 /117

百合薏苡汤 /179

当归参芪羊肉羹 /147

虫草参鸽汤 /120

竹茹芦根百合粳米粥 /135

壮骨汤 /193

决明子炒鸡肝 /227

决明子粥 /144

羊肉汤 /156

防己桑枝煨母鸡 /178

红烧鳝鱼 /176

红参鹿茸鸡汤 /167

七画

赤小豆茯苓阿胶羹 /199

芫荽鲫鱼豆腐汤 /165

芹菜薏仁粥 /171

芪苓赤小豆瘦肉粥 /167

芡实煲老鸭 /187

苏叶杏仁粥 /112

杜仲炖猪腰 /197

杏仁薏苡鸡蛋汤 /122

豆腐葱豉生姜汤 /137

沙参玉竹鸽子汤 /151

沙葛猪骨汤 /195

怀山赤小豆鲫鱼汤 /163

补气乳鸽汤 /119

补肾核桃粥 /191

灵芝卤猪心 /202

陈夏山药粳米粥 /141

附子乌鸡汤 /180

鸡子阿胶羹 /204

八画

青梅陈皮饮 /204

青梅瘦肉鲫鱼汤 /203

玫瑰荞麦糕 /162

苓桂术甘粥 /132

茅根车前草粥 /221

败酱草瘦肉汤 /208

金线莲甲鱼汤 /149

金钱玉米须茶 /185

金钱竹叶粥 /162

金锁匙猪胰汤 /219

鱼腥草杏桔粥 /216

降脂减肥茶 /177

参芪龙眼粥 /194

参芪炖乌鸡汤 /131

参附龙眼粥 /131

参苓粥 /111

参茸炖鸡肉 /127

九画

胡椒砂仁肚 /161

柚皮生姜粥 /205

枸杞龙眼汤 /190

枸杞叶芹菜鱼片汤 /139

砂仁鲫鱼汤 /204

骨碎补炖猪蹄 /196

香仁粥 /159

复方川贝梨羹 /113

复方桑椹膏 /174

保元汤 /228

姜枣粥 /118

姜糖茶 /109

活血三七鸡 /196

扁豆花粥 /209

十画

莲子赤小豆茯苓羹 /184

莲子煮老鸭 /173

莲子粳米糕 /155

桃仁粥 /143

桃仁煲墨鱼 /187

桃红丹参乌鸡汤 /134

核桃糖醮 /186

核桃鳗鱼煲 /206

党参枸杞猪蹄煲 /208

健脾糯米糕 /153

凉拌鱼腥草 /165

益母草鲫鱼汤 /168

益智仁山药小肠粥 /221

海参粥 /175

海蜇马蹄汤 /121

桑地甜蜜粥 /157

桑菊豆豉粳米粥 /138

桑椹大枣粥 /163

十一画

球兰鱼腥草茶 /114

黄芪三七鸡汤 /123

黄芪大枣粥 /183

黄芪山药麦冬粥 /173

黄芪鸡肉粥 /209

黄精玉竹牛肉汤 /130

黄精猪腰汤 /149

菟丝子粥 /226

菊花芦根茶 /109

菊杏代茶饮 /112

菠菜皮蛋粥 /148

雪羹汤 /121

野菊花薄荷茅根饮 /217

银花紫草茶 /184

银花薄荷粥 /213

猪心枣仁汤 /136

猪心枣仁粥 /206

猪骨接骨汤 /190

减脂茶 /225

绿豆西瓜翠衣汁 /183

绿豆薏苡仁粥 /183

十二画

葛根五加粥 /192

葱豉芫荽粥 /213

紫苏陈皮红糖粥 /215

黑杜仲墨鱼汤 /199

黑豆猪腰汤 /195

焦三仙粥 /154

番木瓜花生鸡脚汤 /226

番石榴龙眼粥 /202

滋阴养胃粥 /220

十三画

鹌鹑枸杞汤 /191

蜂蜜萝卜 /112

鲍鱼炖竹荪 /145

粳米石膏粥 /173

十四画

瘦肉炒笋丝 /172

十五画

鲤鱼黄芪冬瓜汤 /188

熟地老鸭汤 /136

十六画

薤白姜桂粥 /128

薏米扁豆粥 /110

薏苡赤豆汤 /193

薏苡芪术粥 /156

薄荷糖 /151

薄菊粥 /109

橘红粥 /112

十九画

藿香代茶饮 /111

藿荷冬瓜汤 /214

鳖肉枸杞汤 /126

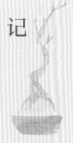

后记

　　漳州，一座拥有1300多年历史的文化古城，是闽南文化发祥地之一，素有"海滨邹鲁"之美誉。据《漳州府志》载，唐总章二年（669年），医官李茹随陈政府兵入漳，中原医术随之传入漳州，由此千年造化，生生不息，成绩卓然，名医辈出，如唐代僧医杨义中，宋代名医吴本，清代周廷扬、吕玉书、蔡朝初、徐梦龄等。后有同善堂、笃诚名记、老至诚、天益寿（天宝堂）、老瑞林、祝安堂药店等名号林立；更有片仔癀（八宝丹）、铜青、采芸居神曲、老笃诚盒庄人参等名药造福民生。

　　漳州野生中药资源丰富，民间崇尚中医养生与药膳食疗。由于漳州地处亚热带海洋季风气候，常年湿盛，病多夹湿热，民间也常用性味甘平、药食两用的健脾利水渗湿药如莲子、山药、金线莲、虎尾轮、巴戟天、公石松等来清热利水、渗湿健脾或平补肝肾，调节湿热的人体内环境。据现存北宋名医吴本的木刻简内科药签处方，可发现北宋时期的民间百姓早已擅用药膳食疗。自明清起，中医教习百姓中药炮制与食疗之法，经历代传承发展，中医养生、药膳食疗及中药炮制等在坊间、庙堂以名药、名店、名方为载体，传承至今。然近现代，因种种原因，漳州中医药文化传承式微，其中部分濒临失传，亟待保护传承。为弘扬漳州传统中医药文化，发展今之漳州中医药特色，吾愿敬奉一力，携手同道，汇星星之火，燃传承火炬，编写《养生药膳实用图典》一书。

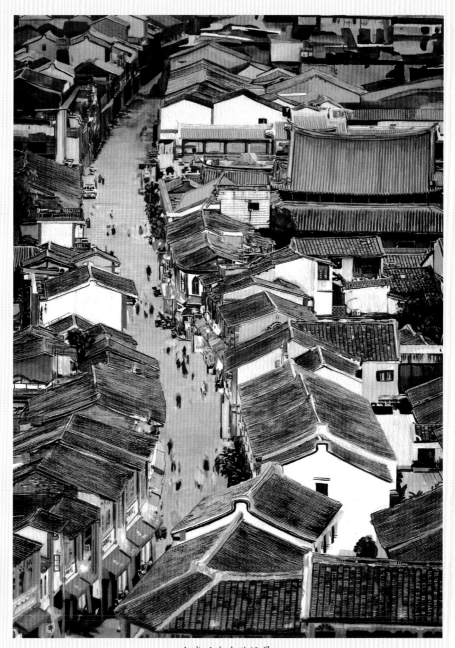

古城延安南路远景

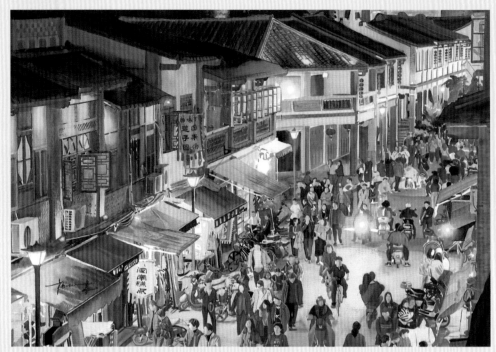

古城延安南路

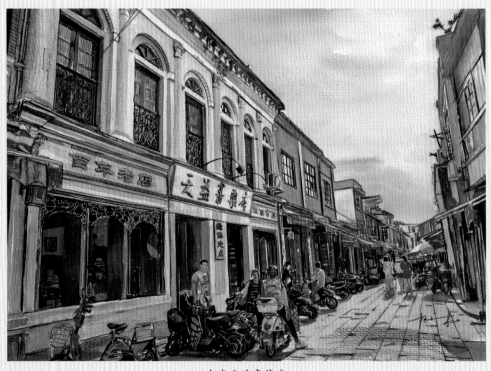

古城天益寿药店

　　本书在省级非遗项目 2022 年度国家文化生态保护（实验）区资金的资助和编委会成员的共同努力下，经过一年多的征稿、审稿、改稿，已完成出版前期的编辑工作，现已付梓，准备出版。

　　回首本书的编辑过程，实属不易。2022 年 5 月，我们组织本市有青草药辨识、药膳制作与临床经验的中医药专家共同成立了《养生药膳实用图典》编委会，收集整理了闽南民间特色药膳常用草药 40 种与疾病食疗药膳近 200 例，并编印成册，以供中药学、药膳学专业从业人员及药膳爱好者参考。编委会成员克服疫情压力，利用业余时间收集资料、编写书稿，尤其是主编杨雅瑾，为了让本书更具特色性、实用性与欣赏性，不辞辛苦，挑灯夜战，耗费了 180 多个日日夜夜，一笔一画，用粉彩画了 100 余幅常用中草药图与食疗药膳配方图，给本书增添了不少光彩。2023 年 9 月，《养生药膳实用图典》历经 7 次修改后终于定稿。为了让该书更具直观性和可读性，编委会讨论决定尽可能多地增补漳州民间药膳作品与趣味性药膳小常识。

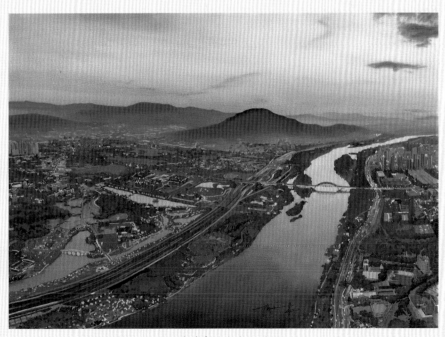

晨曦中的九龙江畔

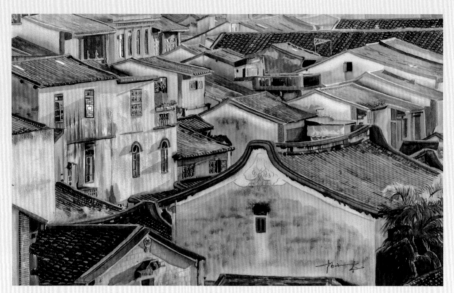

红砖白墙燕尾脊，马背骑楼和尚头

本书在编写过程中，得到漳州市卫生健康委员会、漳州市中医院领导的大力支持，以及漳州卫生职业学院林美珍教授的严谨审核。最后感谢福建省闽南文化研究会会长、福建省政协教科卫体委员会原副主任、闽南师范大学原党委书记、原漳州市委常委、宣传部部长林晓峰，感谢北京中医药大学副教授、硕士生导师、国学院副院长李蔓荻为本书赐序。同时，感谢福建省闽南文化研究会、漳州片仔癀药业股份有限公司的支持。此外，本书的顺利出版还得到了很多单位和专家学者的帮助，在此一并表示衷心的感谢！

由于时间仓促，编者水平有限，材料收集尚不够全面，不妥之处还请各位读者批评指正！

编者

2023 年 9 月